AF455951

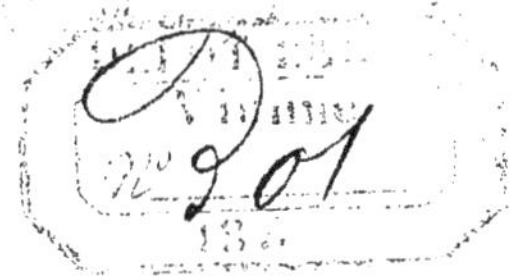

LEUCOPLASIE LARYNGÉE

PAR LE

Docteur Gaston POYET

Ancien externe des Hôpitaux
Lauréat de l'Assistance publique (prix d'otologie).

PARIS
OCTAVE DOIN, ÉDITEUR
8, PLACE DE L'ODÉON, 8
—
1908

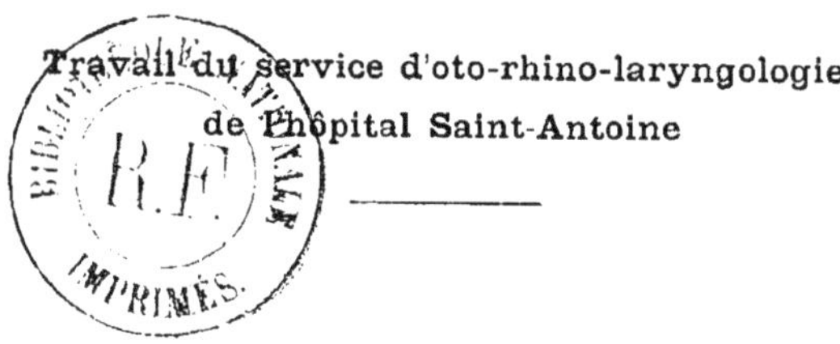

Travail du service d'oto-rhino-laryngologie
de l'hôpital Saint-Antoine

LEUCOPLASIE LARYNGÉE

LEUCOPLASIE LARYNGÉE

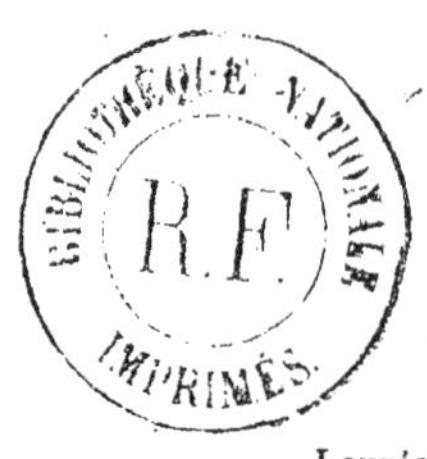

PAR LE

Docteur Gaston POYET

Ancien externe des Hôpitaux

Lauréat de l'Assistance publique (prix d'otologie).

PARIS

OCTAVE DOIN, ÉDITEUR

8, PLACE DE L'ODÉON, 8

—

1908

INTRODUCTION

La dénomination de leucoplasie est aujourd'hui un terme classique qui sert à désigner un mode de réaction déterminé, propre à certaines muqueuses et caractérisé :

— *Anatomiquement* par des modifications portant sur la structure du derme et sur celle de l'épithélium ;

— *Cliniquement* par l'apparition de plaques blanches d'aspect spécial pathognomoniques de la lésion. Le processus est aujourd'hui bien connu, grâce aux travaux nombreux auxquels il a donné lieu ; nous n'en ferons pas l'historique ; toutefois nous ne saurions passer sous silence les noms de Debove, Gaucher, Besnier, Cestan, Leloir, Perrin, qui ont étudié la leucoplasie au niveau de la muqueuse bucco-linguale, ni ceux de Fournier, Reclus, Albarran, Hartmam, Hallé, qui l'ont décrite au niveau des muqueuses génito-urinaire ou rectale.

La leucoplasie du larynx n'a pas suscité d'aussi nombreuses études. On en trouve cependant (dans la littérature allemande principalement) un certain nombre d'observations isolées.

Celles-ci ont pour objet des lésions décrites sous des appellations variées, mais jamais sous le nom de leucoplasie, dont elles affectent cependant tous les caractères objectifs et anatomiques.

Cette confusion n'est pas pour nous surprendre si l'on

se souvient que la leucoplasie des autres muqueuses n'a pas été non plus toujours bien univoque.

Ajoutons à cette raison la rareté de la leucoplasie dans le larynx, la difficulté de prélever dans cet organe des prises suffisamment volumineuses pour que l'examen histologique en puisse être fructueux, la difficulté d'interprétation des coupes, la lenteur d'évolution du processus, et l'on comprendra en partie pourquoi les traités classiques sont restés muets sur ce point de pathologie laryngée. Nous avons eu l'heureuse fortune, durant notre séjour de trois années dans le service d'oto-rhino-laryngologie de l'hôpital Saint-Antoine, d'observer deux cas de leucoplasie du larynx.

Deux autres observations ont été recueillies par notre maître le docteur Lermoyez ; c'est sur son conseil que nous écrivons cette thèse ; qu'il veuille bien en accepter l'hommage comme une marque de la reconnaissance que nous lui devons pour l'enseignement dont il s'est toujours efforcé de nous faire profiter avec une grande bienveillance.

ANATOMIE PATHOLOGIQUE

Nous ne nous étendrons pas sur l'histologie normale de la muqueuse laryngée; toutefois il ne nous semble pas inutile de rappeler que l'épithélium pavimenteux stratifié du pharynx pénètre dans le larynx en y adoptant la disposition suivante :

Sur la face postérieure de l'épiglotte il occupe une portion restreinte de cet organe, limitée à une bande médiane.

Les replis ary-épiglottiques et l'espace interaryténoïdien en sont, au contraire, complètement revêtus, ainsi que les cordes vocales inférieures (Rheiner) (1).

A ce niveau l'épithélium est formé de trois couches :

1° Une couche profonde formée d'éléments cylindriques ;

2° Une couche moyenne composée de deux ou trois assises de cellules plus ou moins polygonales réduites ou même disparaissant aux points où l'épithélium est mince ;

3° Une couche superficielle *souvent cornée* (Nicolas) (2), composée de six à huit rangées de cellules plates.

C'est au niveau de ces points (*dermoidstellen*) recouverts d'épithélium pavimenteux stratifié que se déve-

(1) Rheiner, *Uber Ulcerations prozes. im Kehlkopf* (*Archiv. f. pathol. anat.*, Bd 5, 5 S. 32, année 1852).

(2) Nicolas, *Muqueuse du larynx* (in *Traité de Poirier*).

loppe la leucoplasie ; il en est de même pour les autres muqueuses (langue, urèthre, rectum, vagin, etc.), l'origine ectodermique de l'organe n'ayant pas d'importance (Possner) (1).

Quelle que soit la muqueuse intéressée, la lésion porte sur le derme et sur l'épithélium.

A) *Lésions dermiques.* — Les lésions du derme sont secondaires à celles de l'épithélium ; elles reconnaissent pour causes l'inflammation déterminée par la pénétration des microbes pathogènes, grâce aux solutions de continuité de l'épithélium ; elles sont caractérisées par des modifications allant de l'infiltration à petites cellules jusqu'à la transformation fibreuse, la sclérose, l'œdème, prenant en un mot tous les caractères de l'inflammation chronique (Finger) (2). On peut de plus constater une hypertrophie papillaire plus ou moins marquée.

Lésions de l'épithélium. — L'épithélium atteint de leucoplasie peut être divisé en quatre couches ; de la profondeur vers la surface on trouve :

1° Une couche profonde formée de cellules polygonales ou cylindriques ;

2° Le *stratum granulosum* composé de cellules chargées de granulations contenant de l'éléidine ;

3° Le *stratum lucidum,* couche de cellules dont le noyau a plus ou moins disparu et dans laquelle l'éléidine n'est plus renfermée dans des granulations distinctes, mais au contraire répandue en flaques.

4° Le *stratum corneum.* Les cellules qui le composent

(1) Possner, *Pachydermia mucosae* (*Archiv. f. pathol. anat.*, Bd 118, S. 391, année 1889).

(2) Finger, *Beitrage zum pathol. anat. der Blennorrhœe der sexual Organe.*

sont disposées en deux ou trois couches ; leurs noyaux sont invisibles ou mal conservés.

Ce revêtement corné présente une épaisseur très variable ; tantôt réduit à des proportions restreintes, tantôt au contraire extrêmement épais, il présente dans certains cas tous les caractères de l'épiderme normal, c'est-à-dire qu'il est formé des couches énumérées plus haut. Dans d'autres, la kératinisation s'effectue par un processus anormal et l'on trouve seulement deux couches : une basale formée de quelques cellules polygonales non dentelées à laquelle succède presque sans transition la couche cornée. (Hallé (1) — Juffinger (2).)

Au résumé :

Sclérose dermique, kératose, hyperkératose ou parakératose de l'épithélium, présence d'éléidine, tels sont les caractères anatomiques essentiels de la leucoplasie.

Toutefois ces caractères ne sont pas toujours aussi nettement accentués ; *stratum lucidum* et *stratum granulosum* se confondent parfois en partie ; la sclérose ou même l'infiltration dermique peuvent, lorsque les lésions sont récentes, faire plus ou moins défaut ; la couche cornée elle-même peut manquer, auquel cas l'éléidine persiste jusque dans les couches les plus superficielles de l'épithélium (Albarran Halle) (3) ; ou encore on peut observer une sorte de balancement entre la présence d'éléidine et l'absence de *stratum corneum*.

Dans ce cas, au niveau des points où l'hyperkératose est manifeste, on ne trouve pas d'éléidine ; celle-ci

(1) Hallé, *Annales génit.-urin.*, juin-juillet 1896.
(2) Juffinger, *Wien. Klin. Woch.*, p. 875, année 1891.
(3) Hallé, *loc. cit.*

est au contraire apparente au niveau des points où manque la couche cornée.

Il faut savoir que « ces aspects atypiques sont ceux que l'on observe le plus fréquemment, et que des lésions cliniquement et indiscutablement leucoplasiques ne se présentent pas toujours avec tous les caractères classiques assignés par Leloir (1) à la leukokératose ; qu'elles offrent parfois seulement une hyperkératose sans couche à éléidine distincte, parfois au contraire une assise de cellules fortement granuleuses sans cornification marquée » (Cestan) (2).

Ces variations anatomiques, signalées par tous les auteurs, existent dans toutes les leucoplasies, quel qu'en soit le siège ; nous les avons constatées nous même dans la leucoplasie du larynx.

Tandis que dans plusieurs cas (observations VI et VIII) nous avons pu observer le processus s'accompagnant de tous ses caractères anatomiques classiques, dans d'autres nous avons trouvé seulement une hyperkératose manifeste, mais pas d'éléidine.

Chez l'un de nos malades (observation V), l'examen histologique des prises, pratiqué par le Dr Aubertin, chef de laboratoire du service d'oto-rhino-laryngologie de l'hôpital Saint-Antoine, montre :

a) Une couche basale formée par une rangée de cellules cylindriques ou à peu près, de taille assez irrégulière, et une membrane basale intacte.

b) Une couche moyenne constituée par des cellules malpighiennes polygonales avec filaments d'union ; un grand nombre de ces cellules étant en dégénérescence vacuolaire, et à protoplasme clair.

(1) Leloir, Soc. anat., 1887 ; — *Arch. de physiol.*, 1885.
(2) Cestan, *Arch. gén. méd.*, août 1897.

Il est impossible d'y découvrir de l'éléidine.

c) Une couche cornée d'épaisseur variable, considérable en certains points, composée de cellules kératinisées dont les noyaux sont impossibles à mettre en évidence en certains points.

Enfin on trouve dans la profondeur des globes cornés caractéristiques assez volumineux.

Le tissu conjonctif n'est pas sclérosé.

Peut-être faut-il voir là une des causes pour lesquelles la leucoplasie a été décrite sous des noms différents.

Nous citerons pour mémoire un certain nombre de ces désignations :

Tylosis, ichtyosis, pityriasis buccal, psoriasis buccal (*bouche*) ; kraurosis (*vulve*) ; pachydermie (*vessie*, *urèthre*, *rectum*).

Pour le larynx, la connaissance des dénominations sous lesquelles la leucoplasie a été décrite est indispensable à l'étude du processus ; elles varient selon qu'on a affaire à la leucoplasie circonscrite ou à la forme diffuse.

Forme circonscrite (syn. : Verruca dura, kératose circonscrite, cornu laryngeum).

Sous le titre de *Verruca dura* (Krieg), *kératose circonscrite* (Juffinger), *cornu laryngeum* (Jurasz), on trouve un certain nombre d'observations. La description des lésions observées correspond en tous points à celle de la plaque leucoplasique. La lecture des observations dont nous faisons suivre cette étude suffit à s'en convaincre ; aussi nous contenterons-nous de signaler ici qu'au point de vue anatomique ces lésions présentent tous les caractères (hératose, hyperkératose, éléidine) assignés à la leucoplasie (observation VIII).

Forme diffuse (syn. : papillomes cornés, pachydermie verruqueuse).

Tous les papillomes qui se développent dans le larynx sont histologiquement des papillomes cornés (Fauvel) (1) ; toutefois en clinique ce terme sert habituellement au laryngologiste à désigner des tumeurs objectivement bien différentes des papillomes vulgaires ; tandis que ceux-ci se présentent sous la forme d'une ou de plusieurs tumeurs de consistance molle de couleur rosée, les « papillomes cornés » (au sens clinique du mot) affectent, au contraire, une dureté spéciale et une coloration blanc nacré. Dans cette variété de papillomes la prolifération papillaire est souvent moins marquée que dans la première. A la coupe le papillome corné se présente avec tous les caractères de la leucoplasie à laquelle on peut les identifier. Cette identification est aujourd'hui classique : « la leucoplasie est un papillome corné, et cela dès son stade initial » (Gaucher) (2) ; pour Pilliet et Riche (3), la nature papillomateuse de la leucoplasie n'est pas douteuse, et il s'agit bien là d'un seul et même processus. Papillomes cornés et leucoplasie présentent des caractères objectifs semblables ; anatomiquement leurs lésions sont identiques (à peine pourrait-on invoquer chez les premiers en faveur d'une distinction la prolifération plus abondante des papilles). Enfin leur évolution est la même et leur transformation en épithélioma fréquente.

Tous les auteurs qui ont décrit dans le larynx cette

(1) Fauvel, *Maladies du Larynx* (article Tumeurs).

(2) Gaucher, *Anat. pathol. ; nature et trait. leucoplasie buccale*), in *Arch. de méd. expérimentale* (1900), p. 465.

(3) Pilliet et Riche, Soc. anat., 1896.

variété spéciale de « papillomes » émettent des doutes sur leur bénignité et ont constaté plus ou moins souvent une dégénéresence maligne. (M. Schmidt (1), Fauvel (2), Moure (3).)

Pachydermie verruqueuse.— Sous le nom de pachydermie verruqueuse Wirchow (4) a décrit des tumeurs laryngées blanches et végétantes composées presque exclusivement d'épithélium ; à cette forme il en opposait une seconde dite lisse. De celle-ci nous ne dirons que peu de mots, car elle n'a pas trait à notre sujet ; toutefois, pour la compréhension des faits, nous résumerons les caractères qui la distinguent de la forme verruqueuse.

La pachydermie lisse est constituée anatomiquement par des lésions dermiques et épithéliales; c'est une transformation de l'épithélium cylindrique du larynx en épithélium pavimenteux stratifié. Cette *transformation dermoïde* signalée précédemment par Forster est un mode de réaction commun à tout épithélium cylindrique soumis à une irritation prolongée ; elle peut même s'observer en dehors de toute action irritante (M. Duval).(5).

Secondairement, grâce aux solutions de continuité de l'épithélium, le derme s'enflamme, s'infiltre, se sclérose ; il s'épaissit en masse, justifiant ainsi le nom de pachydermie.

Ce nom s'applique au contraire moins bien à la forme verruqueuse ; ici, comme dans la forme précédente, les lésions commencent par être épithéliales, mais, contraire-

(1) M. Schmidt, *die Krankheiten der oberen Lüftuwege.*

(2) Fauvel, *loc. cit.*

(3) Moure, *Leçons sur les maladies du larynx.*

(4) Wirchow, *Uber pachydermia laryngis*, in *Berlin. Klin. Woch.* (1887), Bd 32, S. 585.

(5) M. Duval, *Précis d'histologie* (article Épitheliums).

ment à elles, elles demeurent épithéliales, les lésions du derme restant au second plan.

Macroscopiquement la pachydermie verruqueuse est constituée par des tumeurs blanches et cornées qui affectent la commissure antérieure de la glotte ou la partie antérieure des cordes. L'examen histologique montre qu'il s'agit de tumeurs composées d'un revêtement corné recouvrant un *stratum lucidum*, un *stratum granulosum*, bref, que ce sont bien là des tumeurs leucoplasiques (observations VI et VII).

Wirchow refusait à ces tumeurs le nom de papillomes cornés sous lequel les avait décrites Jurasz (M. Schmidt) (1), « car la papille y tient peu de place ».

M. Schmidt, qui a constaté huit cas de semblables tumeurs, pense que la description de Wirchow et celle de Jurasz ont trait à deux lésions semblables, qui ne se distinguent l'une de l'autre que par une plus ou moins grande prolifération papillaire. Pour cet auteur, la description de Wirchow vise le début du processus ; celle de Jurasz correspondrait à un stade plus avancé, « l'un faisant suite à l'autre comme les dents d'un engrenage ».

Zwillinger (2), frappé par la ressemblance anatomique des lésions décrites par Wirchow avec la leucoplasie bucco-linguale, les a identifiées. Depuis, plusieurs auteurs (3) ont fait la même constatation.

En résumé, la leucoplasie a été décrite dans le larynx,

(1) M. Schmidt, *loc. cit.*

(2) Zwillinger. (« Ici aussi (pachydermie laryngée) nous trouvons une transformation épidermoïdale de la muqueuse ; au niveau des plaques blanches on trouve une infiltration du derme, des papilles ; l'épithélium est épaissi, enfin une couche d'éléidine est souvent bien apparente. »)

(3) Congrès de Rome, 1894.

mais sous des appellations différentes ; nous croyons qu'il y a intérêt à grouper sous le même nom des lésions objectivement et histologiquement semblables.

L'épithète de leucoplasie n'est pas à l'abri de toute critique, puisqu'elle ne préjuge que de l'un des caractères cliniques du processus ; toutefois l'idée clinique que ce nom éveille est aujourd'hui bien précise ; il évoque tout de suite la lésion qu'il sert à désigner, avec ses caractères spéciaux, son évolution à part, son pronostic spécial. C'est pourquoi il nous semble rationnel de grouper sous cette désignation les lésions que nous venons de passer en revue.

ÉTIOLOGIE — PATHOGÉNIE

Les causes dont relève la leucoplasie sont nombreuses ; elles sont d'ordre général et d'ordre local.

Causes générales. — On a pu invoquer un certain nombre d'affections chroniques, telles que les différentes lithiases, la goutte, l'asthme, l'emphysème, le diabète ; ce sont là des états morbides fréquemment rencontrés au cours des leucoplasies ; mais leur rôle étiologique, si tant est qu'il existe, est bien incertain et bien effacé comparativement à celui généralement attribué à la syphilis.

Les rapports de la syphilis avec la leucoplasie ont été bien mis en lumière depuis vingt ans ; après avoir considéré comme d'origine syphilitique toute leucoplasie, la plupart des auteurs tendraient actuellement, avec Fournier et Gaucher (1), à faire entrer la leucoplasie dans le cadre des affections parasyphilitiques.

La syphilis pourrait agir sous ses deux formes, acquise ou héréditaire. A l'actif de cette dernière on a pu citer plusieurs observations (Perrin) ; néanmoins, c'est la syphilis acquise que l'on retrouve le plus souvent dans les antécédents de la leucoplasie.

Le rôle de la syphilis, si indéniable qu'il soit dans beaucoup de cas, semble varier d'importance avec le siège de la leucoplasie.

(1) Gaucher, *loc. cit.*

Presque toujours retrouvée dans les antécédents de la leucoplasie linguale, la syphilis ne semble pas avoir, dans les leucoplasies labio-geniennes (Perrin) (1), uréthrale (Hallé) (2), une influence étiologique manifeste. A l'appui de cette assertion, Perrin cite une statistique que l'on peut résumer ainsi :

« Sur 38 faits de leucoplasie où la syphilis n'a pu être dépistée, 23 fois la lésion siégeait à la face interne des joues ; tandis que sur 64 leucoplasies observées chez des syphilitiques, 53 fois la langue était intéressée. »

Les faits que nous avons observés tendraient à nous faire penser qu'au niveau du larynx cette notion de syphilis antérieure n'est pas indispensable non plus à l'éclosion d'accidents leucoplasiques.

Chez un seul de nos malades nous avons pu retrouver la syphilis; est-ce à dire que cette diathèse ne puisse intervenir dans l'étiologie de la leucoplasie laryngée ? Nous serions plutôt portés à croire le contraire ; en effet, indépendamment de son influence diathésique, la syphilis, par ses localisations antérieures sur le larynx, peut y occasionner une inflammation chronique, condition d'autant plus favorable au développement de la leucoplasie.

Causes locales. — Quoi qu'il en soit de son rôle, la syphilis est incapable à elle seule de produire la leucoplasie, si certaines conditions locales ne sont remplies.

Ces conditions sont réalisées par l'inflammation chronique sous toutes ses formes ; suivant la muqueuse en cause ce peut être : un rétrécissement ancien (urèthre),

(1) Perrin, *les Leucoplasies*, in *Marseille méd.*, 1900, numéros d'octobre et suivants.

(2) Hallé, *loc. cit.*

une infection atténuée (vessie), un frottement répété dû à une mauvaise dent (langue).

Dans le larynx, tout état inflammatoire antérieur peut être accusé. A ce titre, les laryngites passées, le surmenage de la voix, la présence de polypes sont autant de conditions favorables à l'apparition de la leukokératose.

Mais de toutes les causes d'irritation, la plus fréquente (ici comme dans la leucoplasie bucco-linguale) est la fumée de tabac.

La leucoplasie laryngée survient toujours chez des fumeurs, en particulier chez les fumeurs de cigarettes, qui « avalent la fumée ». Celle-ci produit par sa chaleur une brûlure chronique du pharynx et du larynx, dont elle dessèche les muqueuses, rendant ainsi plus facile l'absorption des produits toxiques et irritants qu'elle véhicule.

Par sa combustion, la nicotine se transforme en grande partie (6/7es) en deux bases, collidine et pyridine (Spencer) (1), dont le contact produit au niveau des muqueuses une irritation marquée ; l'épithélium, d'abord rouge et vernissé, se creuse de petites excoriations, puis s'altère dans la profondeur.

Le sexe masculin est naturellement le plus fréquemment atteint.

Dans le larynx, la leucoplasie apparaît entre 35 et 60 ans.

L'alcool constitue aussi un facteur étiologique important. Comme le tabac, il crée une brûlure chronique de la muqueuse pharyngée, qui réagit par une hypersécrétion de ses glandes.

(1) Spencer, *The effect of tabacco*, etc., in *The practitioner*, juillet 1905.

Les sécrétions s'accumulent (surtout pendant le sommeil) dans le larynx qu'elles irritent secondairement (Gottstein).

C'est selon ce même mode que peut agir le catarrhe du naso-pharynx.

Causes anatomiques. — Nous avons vu précédemment (anatomie pathologique) que la leucoplasie se développait dans le larynx au niveau des points revêtus d'épithélium pavimenteux stratifié. Les cordes vocales sont spécialement affectées ; les lésions siègent au niveau de leur face supérieure, habituellement dans le tiers antérieur des cordes, au voisinage immédiat de la commissure antérieure. Les replis ary-épiglottiques peuvent être également atteints (un cas personnel), ainsi que la portion médiane de l'épiglotte (Moure) (1).

Ces différentes notions étiologiques sont résumées dans le tableau suivant :

	Nombre des observations	Syphilis	Fumeurs	Buveurs	SIÈGE	
					Cordes vocales	Replis ary-épiglottiques
Observations personnelles. .	5	1	5	4	4	1
Nowotny . .	2	?	?	?	2	
Choronshitzky .	1	1	1	1	1	
Total des faits.	**8**	**2**	**6**	**5**	**7**	**1**

(1) Moure, Soc. laryngol., mai 1908.

CARACTÈRES OBJECTIFS ET SYMPTOMES CLINIQUES

La leucoplasie peut se présenter dans le larynx sous deux formes : *localisée ou diffuse,* cette dernière succédant à l'autre et ne s'en distinguant que par une plus grande extension du processus. Cependant, pour la facilité de notre description, nous étudierons les deux formes séparément.

Forme circonscrite.

Elle comprend, comme nous l'avons dit plus haut, la plaque de leucoplasie ; c'est une *plaque des fumeurs* à siège laryngé.

Le début de l'affection passe inaperçu, car la plaque se développe chez des hommes jouissant d'une excellente santé, en apparence ; elle n'est la cause d'aucune douleur, ni même à proprement parler d'aucune gêne fonctionnelle. Le patient éprouve seulement un léger degré d'enrouement qui persiste depuis longtemps déjà, des mois, une année ou davantage, lorsqu'il vient consulter.

Cette période latente correspond à ce que plusieurs auteurs ont appelé la phase pré-leucoplasique.

L'examen du larynx ne fournit alors que peu de renseignements : on trouve seulement un peu de rougeur de l'une ou des deux cordes ordinairement bien mobiles ; chez l'un de nos malades (observation V), examiné bien longtemps avant l'apparition des plaques leucoplasiques, on constata l'existence d'une masse polypoïde d'aspect blanc lardacé qui semblait prendre insertion dans l'un des ventricules du larynx. — Elle fut enlevée à la pince coupante et examinée au microscope.

L'examen histologique (Coyne) montra un épithélium absolument normal. Le derme était également sain ; on trouva seulement à ce niveau de nombreux vaisseaux néo-formés.

Vient-on à observer chez de tels malades la coexistence de troubles pulmonaires, on est alors porté à penser qu'il s'agit de bacillose laryngée (observation V).

Lorsque la plaque est constituée, elle se présente au laryngologiste avec tous les caractères bien nets que la leucoplasie affecte, quel qu'en soit le siège.

On peut la rencontrer dans le larynx au niveau de l'épiglotte (portion médiane ou replis ary-épiglottiques), ou plus souvent sur les cordes vocales inférieures.

Les plaques occupent l'une des cordes ou les deux ; elles se développent sur la moitié antérieure des rubans vocaux.

Leurs dimensions sont variables ; tantôt réduites au volume d'un grain de millet, tantôt elles atteignent celui d'une lentille ; elles peuvent même s'étendre au delà des limites de la muqueuse ; on les voit alors déborder la corde intéressée et plonger dans l'orifice de la glotte.

Les contours de la plaque, quelquefois arrondis et réguliers, sont plus souvent dentelés, festonnés, géographiques.

A côté de ces caractères variables, il en est deux autres que l'on retrouve constamment et qui constituent la physionomie de la lésion : ce sont *sa coloration* et *sa consistance.*

Coloration. — La plaque, d'abord blanchâtre d'un blanc tirant un peu sur le bleu, devient opalescente (Nowotny, Moritz) blanche « comme de la craie » (Jurasz), puis franchement (Schmidt).

Sa surface est brillante ; elle émet des reflets nacrés (à l'instar des membranes de cholestéatome) ; « on dirait un bourgeon charnu sur lequel on a passé le crayon de nitrate d'argent » (Fournier).

Cette coloration spéciale, pathognomonique, pour ainsi dire, de la leucoplasie, ressort d'autant mieux sur la muqueuse congestionnée environnante, que la rougeur de celle-ci est encore objectivement accrue par l'emploi de la lumière électrique que nécessite l'examen laryngoscopique.

Consistance. — Touchée au stylet, la plaque apparaît comme constituée par un enduit corné extrêmement dur ; il ne s'agit pas ici d'un exsudat de surface dû à l'amas de leucocytes, comme le fait se produit au niveau des plaques muqueuses par exemple, mais d'une transformation de la muqueuse elle-même.

L'épaisseur de cette couche cornée, mince au début, tend à s'accroître (hyperkératose) ; elle peut même devenir considérable, témoignant ainsi de la vitalité du processus (Hallé) (1).

La surface, d'abord lisse, se ride, se plisse, devient rugueuse ; elle est souvent le siège d'une desquamation active : il y a « prolifération épithéliale et desquamation parallèle ».

Au bout d'un laps de temps variable, la plaque de leucoplasie peut changer d'aspect ; à l'hyperkératose

(1) Hallé, *loc. cit.*

succède une phase de dékératinisation ; quand celle-ci s'étend à toute la plaque, la lésion peut regresser spontanément et la corde intéressée revenir à un état d'intégrité relative.

Le plus souvent les choses vont autrement :

La couche cornée s'épaissit de plus en plus, devient verruqueuse ; si la plaque est unique et n'a pas de tendance à s'étendre, la lésion prend l'aspect d'une tumeur végétante (en chou-fleur) assez bien circonscrite ; cet état correspond au papillome leucoplasique.

Au contraire, si la plaque s'étend en tache d'huile, gagnant les tissus épargnés jusqu'alors, s'il existe plusieurs foyers leucoplasiques, les plaques confluent, finissent par se rejoindre, et de circonscrite qu'elle était la leucoplasie devient diffuse.

FORME DIFFUSE.

Il ne s'agit plus de la plaque relativement lisse, en tout cas bien circonscrite, localisée à une corde, mais de l'extension du processus à tout ou partie du larynx.

La couche cornée s'épaississant de plus en plus se hérisse de saillies, tantôt acérées « comme des griffes de chat » (Nowotny) (1), tantôt arrondies, globuleuses, verruqueuses.

L'enduit corné inextensible qui recouvre la muqueuse, sollicité par les mouvements continuels de la corde sous-jacente, se feudille, se craquèle. Sa surface apparaît alors comme composée de saillies blanchâtres séparées les unes des autres par des sillons.

(1) Nowotny, *Monats. für ohr,* 1905. p. 187.

Le fond des sillons est occupé par les couches profondes de la muqueuse, qui apparaît tantôt brillante, blanche comme les couches superficielles, tantôt au contraire rouge et bourgeonnante.

A cette période, les deux phénomènes hyperkératose et dékératinisation peuvent s'observer simultanément en des points voisins ; et le larynx peut alors apparaître encombré de proliférations qui revêtent deux aspects :

Aux points hyperkératosiques, les productions cornées blanches dont nous venons de parler ; aux points dékératinisés, où l'enduit corné ne se reforme pas, la muqueuse émet des bourgeons rouges qui s'ulcèrent, et dont la physionomie fait perdre à la lésion une partie de son caractère primitif.

Malgré tout, les cordes vocales restent bien mobiles ; à peine peut-on constater quelquefois une légère parésie (1) qui, lorsqu'elle existe, est bilatérale (Nowotny) (2).

Les bandes ventriculaires ne prennent pas part au processus, cependant il n'est pas rare de les trouver un peu rouges, augmentées de volume ; dans ce cas, leur flaccidité peut en imposer quelquefois pour une éversion ventriculaire (M. Schmidt (3), observation V).

Ces symptômes objectifs s'accompagnent de peu de troubles fonctionnels ; ceux-ci portent principalement sur *la phonation* et sur *la respiration*.

Troubles phonatoires. — Les troubles vocaux sont les

(1) On ne peut donner le nom de paralysie à l'immobilisation mécanique des cordes vocales, due à l'obstacle que constitue la présence de végétations.

(2) Nowotny, *loc. cit.*

(3) M. Schmidt, *loc. cit.*

premiers constatés par le malade; la voix, normale s'il s'agit d'une plaque des replis ary-épiglottiques, est plus ou moins altérée lorsque les cordes vocales sont intéressées; au début elle est légèrement voilée, et le malade ne s'occupe pas de cet enrouement, à moins que sa profession ne l'exige.

A mesure que la plaque augmente de volume, par suite de sa présence dans la partie phonatoire du larynx. elle gêne davantage le rapprochement des cordes, troublant ainsi la phonation.

A l'enrouement succède alors la dysphonie : la voix devient bitonale et rauque; elle demeure malgré tout forte et bien timbrée (voix de bois).

Troubles respiratoires. — Ils sont représentés par une dyspnée survenant aux deux temps de la respiration. Toujours tardive, elle se produit d'abord par accès qui durent quelques minutes; elle survient lorsque le larynx se congestionne, et surtout dans le décubitus dorsal (accès nocturnes); puis les accès se rapprochent; ils se reproduisent à l'occasion de tout effort : ascension d'un escalier, quinte de toux, excès vocaux.

La station couchée, l'hyperextension de la tête, l'emploi d'un col serré, un badigeonnage sans cocaïnisation préalable, suffisent à les faire reparaître.

Toux. — Elle est peu accentuée. Quand elle existe elle est quinteuse, quelquefois croupale; son timbre a les caractères de la voix, c'est-à-dire qu'il est rauque et dur.

Elle survient par crises comme la dyspnée.

Il n'est pas rare qu'au cours d'une quinte de toux le malade expulse spontanément un ou plusieurs fragments leucoplasiques; il raconte alors qu'il a craché « de petits morceaux de peau »; à la suite de quoi l'accès se termine et la respiration devient quelquefois plus facile.

Douleur. — Elle est nulle. — A peine les malades accusent-ils un peu de sécheresse au niveau du larynx, ou la sensation de corps étranger (Zillinger) (1). Les irradiations vers l'oreille (observation V) sont rares.

Lorsque le siège des lésions est constitué par les replis ary-épiglottiques, on constate une dysphagie en rapport avec l'étendue de la plaque ; la déglutition est pénible, les malades redoutent d'en effectuer les mouvements et on observe consécutivement du ptyalisme (observation III).

(1) Zwillinger, *loc. cit.*

DIAGNOSTIC

Diagnostic positif. — La consistance cornée des plaques, leur coloration blanc d'argent, l'irrégularité de leurs contours, permettent souvent au premier coup d'œil de reconnaître la leucoplasie laryngée.

Le diagnostic s'affirme davantage encore lorsqu'il s'agit d'un homme ayant atteint la quarantaine, fumeur, buveur, quelquefois syphilitique, présentant depuis longtemps une laryngite rebelle, au cours d'une santé générale demeurée satisfaisante.

Il n'est pas rare que l'examen de la bouche révèle en outre la présence de plaques leucoplasiques au niveau de la langue, des commissures buccales, ou de la paroi interne des joues.

Diagnostic différentiel. — Selon qu'on se trouve en présence de lésions circonscrites ou de lésions diffuses, on peut confondre la leucoplasie laryngée avec un certain nombre d'affections différentes.

LEUCOPLASIE CIRCONSCRITE.

Les papillomes occupent dans le larynx le même siège que la leucoplasie ; pas plus qu'elle ils ne retentissent sur l'état général, mais leurs caractères bien tranchés (coloration rose, s'accentuant après les efforts de toux, vascularisation abondante, consistance molle), les font aisément reconnaître.

Nous ne parlons pas à dessein des papillomes cornés ; cette variété, qui n'a aucun des caractères objectifs des papillomes vulgaires, pouvant, comme nous l'avons vu, être assimilée à la leucoplasie diffuse.

Le diagnostic est plus difficile lorsqu'on se trouve en présence d'un *carcinome* au début de son évolution. La tumeur occupe aussi la face supérieure des cordes vocales, de préférence leur partie moyenne ou antérieure.

De couleur gris cendré avec reflets ardoisés, le carcinome est encore plus rugueux que la plaque leucoplasique.

Sa surface, quelquefois sillonnée de veinules bien apparentes, présente souvent des bourgeons plus ou moins rouges.

La tumeur, mal circonscrite, est entourée d'une zone inflammatoire occupant toute la corde vocale intéressée et quelquefois l'aryténoïde du même côté. Souvent une corde est paralysée en position variable.

Subjectivement il existe de la douleur ; peu marquée chez certains sujets, elle se manifeste chez d'autres à l'occasion de tout mouvement du larynx.

Vient-on à faire une prise, l'hémorragie est abondante, elle tend à se reproduire même spontanément.

Les bourgeons enlevés ne tardent pas à proliférer de nouveau.

On ne trouve rien de semblable dans la plaque leucoplasique qui, bien circonscrite, présente une surface exsangue et sèche, est indolore, ne s'accompagne jamais de paralysie d'une corde et ne présente qu'une inflammation modérée au pourtour de la lésion.

Les plaques muqueuses de la syphilis secondaire, tantôt rosées ou rouges, sont quelquefois grisâtres ou opalines, rappelant dans ce cas l'aspect de la plaque de leucoplasie.

Elles peuvent siéger en n'importe quel point du larynx ; on les trouve fréquemment sur les cordes vocales. Leur surface, gaufrée, est moins rugueuse que celle de la plaque des fumeurs ; un badigeonnage parvient toujours à enlever l'enduit qui les constitue.

L'aspect du larynx qui prend dans son ensemble la couleur rouge vermillon (Poyet) (1), les plaques muqueuses que l'on rencontre en même temps sur l'épiglotte ou sur la muqueuse du pharynx, permettent d'autant mieux d'éviter une confusion, que ces lésions s'accompagnent des autres signes de la syphilis secondaire.

Les condylomes prêtent peu à l'erreur.

Ce sont des tumeurs blanchâtres et souvent papillomateuses, il est vrai, qui s'étalent sur les muqueuses à la façon d'une fausse membrane ; mais ils siègent de préférence sur les bandes ventriculaires, la paroi postérieure du larynx, c'est-à-dire en des points où la leucoplasie ne se développe jamais.

LEUCOPLASIE DIFFUSE.

Lorsque les plaques de leucoplasie ont proliféré et conflué, le larynx est envahi en totalité ou en partie. Souvent alors les caractères spéciaux des plaques sont moins nets, surtout si un traitement mal approprié (cautérisa-

(1) Poyet, *Manuel de laryngologie*.

tions, prises multiples) et une mauvaise hygiène (fumée, alcool, fatigue vocale) ont entretenu l'irritation.

Les végétations sont dans ce cas moins blanches, moins nacrées, moins typiques par conséquent, et il convient de savoir les différencier des proliférations d'aspect plus ou moins analogue que l'on rencontre dans le larynx, au cours d'un certain nombre d'affections telles que le cancer, la tuberculose, la syphilis tertiaire.

Cancer. — Il ne s'agit plus ici d'un carcinome au début, mais d'un cancer parvenu à sa phase d'ulcération. Il n'est pas rare, à cette période, d'observer des végétations fongueuses, rouges ou grisâtres, qui se développent au pourtour de l'ulcération, véritables bourgeons charnus, saignant spontanément, mais se rétractant bien à l'adrénaline (Mahu) (1).

La paralysie d'une corde, l'infiltration rouge et dure de la muqueuse, s'accompagnent de symptômes marqués (fétidité de l'haleine, douleurs irradiant vers l'oreille et vers la nuque, cachexie, etc.).

En outre, l'immobilisation du larynx constatée pendant la déglutition, la disparition du frottement laryngo-trachéal, sont des signes qui font rarement défaut et qui laissent peu de place à l'erreur.

Tuberculose. — Les végétations que l'on rencontre dans la tuberculose laryngée s'accompagnent souvent de lésions pulmonaires avancées qui en rendent facile le diagnostic étiologique. La question peut toutefois se poser différemment : il s'agit d'un individu dont l'état général semble satisfaisant, dont les crachats ne renferment pas de bacilles.

(1) Mahu, *Traitement d'épithéliomas ulcérés des voies aériennes supérieures par des badigeonnages d'adrénaline.* (Acad. Méd., 24 novembre 1903).

L'auscultation, difficile à pratiquer avec fruit en raison des lésions laryngées qui modifient le caractère du murmure vésiculaire, ne donne que peu de renseignements.

Localement on ne constate pas d'ulcération laryngée, mais seulement une infiltration de l'espace interaryténoïdien.

Cette portion du larynx est le siège de végétations de couleur gris cendré ou blanchâtre.

L'examen pratiqué en position de Killian (patient debout, tête hyperfléchie) montre qu'elles sont habituellement coniques; leur pointe est tournée vers la glotte dont elles diminuent la lumière.

D'autres fois, lorsqu'elles se développent sur les bandes ventriculaires ou sur les cordes vocales, elles affectent une forme arrondie et globuleuse; elles sont alors irrégulières, verruqueuses, souvent blanchâtres ; chez l'une de nos malades de l'hôpital Saint-Antoine, la prolifération recouvrait toute une bande ventriculaire à la manière d'un enduit dur et blanc dont la surface était hérissée de petites saillies qui la faisaient paraître comme chagrinée.

Ces proliférations, de nature fibreuse (Luc) (1), peuvent contenir des bacilles, mais ce n'est pas là un phénomène constant ; elles s'accompagnent d'une décoloration de la muqueuse laryngée, d'un œdème mou et blafard, que l'on ne rencontre pas dans la leucoplasie.

Il est toutefois des cas où le diagnostic peut être hésitant, et l'on peut avoir recours dans le doute à l'emploi de la cuti ou de l'ophtalmo-réaction que nous avons employée une fois avec succès.

Syphilis tertiaire. — La syphilis tertiaire peut donner

(1) Luc, *Arch. laryng.* (1889), p. 13.

lieu également à l'apparition dans le larynx de productions végétantes, papillomateuses.

Il est d'autant plus intéressant de savoir les différencier objectivement d'avec les végétations de la leucoplasie diffuse que l'on doit être très circonspect dans l'emploi du traitement d'épreuve, l'iodure de potassium pouvant hâter la transformation maligne s'il s'agit de leucoplasie.

Les végétations de la syphilis tertiaire siègent sur les bandes ventriculaires ou sur les cordes vocales.

Presque toujours sessiles, elles ont quelquefois la forme de « crêtes de coq » (Moure).

Leur coloration est variable ; elles sont ou bien rouges, enflammées (quoique ne saignant pas), ou bien nacrées et blanches comme les végétations leucoplasiques.

Elles s'accompagnent d'un œdème rouge, dur, d'aspect franchement inflammatoire, comme celui du cancer, bien distinct par conséquent de l'œdème mou tuberculeux. La marche de cet œdème est progressive et particulièrement rapide.

Localisé tout d'abord à la partie du larynx qui avoisine la lésion tertiaire, il ne tarde pas à s'étendre ; si c'est une corde vocale qui est lésée, l'œdème atteint de préférence la sous-glotte déterminant des accidents dyspnéiques d'emblée très accentués : tel malade trachéotomisé d'urgence était en pleine santé une semaine auparavant.

Cette rapidité d'évolution ne se rencontre jamais ni dans le cancer, ni dans la tuberculose, ni dans la leucoplasie.

La paralysie d'une corde que l'on peut observer n'est

(1) Moure, *Leçons sur les maladies du larynx.*

jamais aussi complète que dans le cancer ; le larynx est bien mobile dans son ensemble. — L'adénopathie est inconstante ; quand elle existe, les ganglions enflammés sont gros, peu nombreux et indolores ; le malade du reste n'accuse aucune douleur, malgré l'étendue souvent considérable des lésions constatées.

Tels sont les caractères propres aux végétations cancéreuses, tuberculeuses et syphilitiques. Pour nombreux qu'ils sont,ces caractères n'en manquent pas moins souvent de netteté, ce qui rend difficile le diagnostic étiologique de ces proliférations entre elles. — Au contraire, l'aspect particulier, toujours identique à lui-même, sous lequel se présentent les végétations leucoplasiques, permet de les reconnaître aisément et de ne pas les confondre avec les autres proliférations de la muqueuse laryngée.

Nous avons réuni dans un tableau ces différents caractères distinctifs.

Diagnostic différentiel

	SIÈGE	ASPECT	TROUBLES VOCAUX
Leucoplasie.	Commissure antérieure. Cordes vocales (1/3 ant.).	Localisé ou diffus. Consistance cornée. Coloration blanc d'argent Vég. exsangues. Desquamation fréquente.	Précoces. Enrouement. Voix bitonale, mais bien timbrée.
Papillomes.	Commissure antérieure. Cordes vocales (1/3 ant.).	Ordinairement unique, souvent pédiculé. Consistance molle. Coloration rosée (rougit après toux). Quelquefois aspect muriforme.	Variables.
Cancer.	B. ventriculaires. Replis ary-épiglottiques. Cordes vocales.	Végétations unilatérales implantées sur base ulcérée mal délimitée. Consistance mollasse. Coloration tantôt ardoisée sillonnée de veinules superficielles, tantôt rouges. Se rétractent bien après badigeonnage à l'adrénaline. Saignent facilement.	Enrouement précoce, peut précéder les autres signes de plusieurs mois et même d'années. (Voix rauque (voix de bois).
Syphilis IIre.	*Plaques muqueuses:* pas de siège déterminé. *Condylome :* B. ventriculaires. Epiglotte. Paroi postérieure du larynx.	Blanc opalin; grisâtres; tranchent sur la coloration rouge vermillon de la muqueuse. Se laissent déterger par un badigeonnage. Tumeurs papillomateuses color. blanc grisâtre, souvent végétantes.	Peu marqués.
Syphilis IIIre.	B. ventriculaires. Cordes vocales.	Végétations sanieuses rouges. Ne saignent pas. Unilatérales. Aspect franchement inflammatoire.	Peu marqués.
Tuberculose.	Epiglotte et replis. B. ventriculaires. C. vocales. *Espace inter-aryténoïdien.*	Végétations blanches ou grises. Coniques ou mamelonnées. Toujours sessiles. Souvent bilatérales.	Voix éteinte ou affaiblie.

des néoplasies laryngées.

DOULEUR	SIGNES CONCOMITANTS ET ÉVOLUTION	ADÉNITE	TROUBLES RESPIRATOIRES
Nulle.	Anamnestiques (syphilis, fumée, alcool). Plaques leucoplasiques linguales ou commissurales. Evolution très lente, progressive.	Nulle.	Tardifs, peu prononcés pendant longtemps.
Nulle.	Quelquefois une ou plusieurs récidives après ablation, mais toujours guérison.	Nulle.	Toux laryngée.
Précoces, névralgiques ; irradiations vers l'oreille, vers la nuque.	Paralysie d'une corde. Infiltration périphérique. Œdème rouge dur vernissé. Haleine fétide (si ulcération). Immobilisation du larynx. Disparition de la crépitation laryngo-trachéale.	Tardive. Ganglions unilatéraux. — peu nombreux. — volumineux.	Respiration dure, ligneuse. Puis dyspnée aux deux temps.
Nulle.	Plaques muqueuses du pharynx. Autres signes de la syphilis IIre.	Ganglions unilatéraux. — volumineux. — peu nombreux. — indolores.	»
Nulle, malgré l'étendue souvent considérable des lésions.	Œdème rouge dur. Souvent sous-glottique. Evolution rapide (1 mois ou 2).	Variable. Toujours indolore.	Intenses. Dyspnée d'autant plus intense que l'évolution a été plus rapide.
Précoces.	Parésie précoce des deux cordes. Œdème mou blafard. Ulcérations fréquentes. Evolution lente. Etat pulmonaire variable.	Ganglions nombreux. — petits. — indolores.	Dyspnée d'effort, puis suffocations.

ÉVOLUTION ET COMPLICATIONS

ÉVOLUTION.

Au niveau de la muqueuse laryngée comme au niveau des autres muqueuses, la leucoplasie évolue avec une extrême lenteur : l'un de nos malades est suivi depuis sept ans (observation V) ; un autre l'a été pendant trois années (observation II).

L'évolution anatomique du processus comprend trois périodes (Leloir) (1).

1re période. — L'épithélium muqueux prend le caractère épidermique : on constate dans sa couche moyenne l'apparition de granulations chargées d'éléidine, tandis que les couches superficielles se kératinisent ; la plaque de leucoplasie est constituée.

2e période. — La couche cornée s'épaissit de plus en plus ; sa surface, primitivement lisse, devient rugueuse, comme chagrinée, puis végétante. Tantôt les lésions restent malgré tout assez bien circonscrites, ce qui correspondrait au papillome leucoplasique ; tantôt, au contraire, les plaques s'étendent en tache d'huile. Les îlots qu'elles formaient d'abord confluent puis se rejoignent. Le larynx est alors envahi en totalité ou en grande partie par une épaisse couche de corne sans solution de continuité, et il est impossible de se rendre compte à l'examen du point de départ

(1) Leloir, *loc. cit.*

du processus. Cet état d'intégrité de la couche cornée dure peu. A cette phase de *kératinisation* succède bientôt la période *de dékératinisation.*

La couche cornée peut alors regresser d'elle-même et le larynx revenir à un état d'intégrité relatif. Habituellement les choses sont autrement : les deux phénomènes *hyperkératinisation et dékératinisation* marchent de pair ; tandis qu'en certains points le revêtement corné continue à proliférer, en d'autres il desquame, laissant la muqueuse à nu et exulcérée. A côté des verrucosités cornées, blanches et nacrées, on voit alors des bourgeons rouges et saignants dont l'aspect modifie le caractère de la lésion.

3e période. — Le derme, infecté grâce aux nombreuses solutions de continuité des couches superficielles de l'épithélium, s'enflamme, s'infiltre de cellules migratrices; cette infiltration, au bout d'un temps plus ou moins long, aboutit à la sclérose. Ces lésions dermiques sont tardives et ne se montrent que bien longtemps après le début des lésions épithéliales.

COMPLICATIONS.

La leucoplasie donne lieu dans le larynx à deux ordres de complications :

A) *Complications mécaniques* (obturation de la glotte) ;

B) *Complications anatomiques* (transformation en épithélioma).

A) *Complications mécaniques.*

L'obturation de la glotte s'observe longtemps après le début du processus, trois, quatre années et davantage, lorsque l'hyperkératinisation, très active, a donné lieu à des végétations exubérantes, qui encombrent l'orifice respiratoire.

Il s'établit alors un tirage plus ou moins intense s'accompagnant de cornage dû à la diminution du calibre glottique et à la vibration des végétations sous la colonne d'air inspiré.

Nous avons étudié les caractères de cette dyspnée et nous n'y reviendrons plus ici.

B) *Complications anatomiques.*

La plupart des auteurs reconnaissent deux sortes de dégénérescences de la leucoplasie :

L'une bénigne papillomateuse ;

L'autre maligne épithéliomateuse.

Anatomiquement la première ne peut être considérée comme une complication de la leucoplasie, cette dégénérescence se bornant à l'hypertrophie papillomateuse simple qui fait presque partie intégrante de toute leucoplasie (Perrin (1), Pilliet) (2).

En clinique, il y a lieu de distinguer deux formes à cette dégénérescence papillomateuse : le « papillome leucoplasique », tumeur bien circonscrite, choux-fleur leucoplasique développé au niveau d'une plaque, et la « leucoplasie papillomateuse », lésions bourgeonnantes également, mais diffuses, susceptibles, comme nous le verrons, de se transformer en épithélioma.

Dégénérescence épithéliomateuse. — Deux théories expliquent la pathogénie de cette transformation maligne :

Pour Leloir l'épithélioma naîtrait *au niveau des surfaces dékératinisées,* jamais aux points où la couche cornée est épaisse et intacte ; grâce aux fissures de cette couche,

(1) Perrin, *loc. cit.*
(2) Pilliet, *loc. cit.*

l'épithélium, soumis à des irritations constantes, prolifère dans sa profondeur, émet des bourgeons qui envahissent le derme ; ce serait là un accident mécanique en quelque sorte, et le rôle de la leucoplasie se bornerait à être seulement irritatif.

Pour Le Dentu, Cestan, Perrin, Hallé, il n'en est pas toujours ainsi : l'épithélioma pourrait se développer également en pleine couche cornée, aux dépens des globes épidermiques, « l'ulcération préalable du *stratum corneum* n'ayant pas d'importance ».

Ce mode pathogénique, tout en demeurant plus rare que le premier, serait encore relativement fréquent. (Stanziale (1), Pichevin et Pettit (2).)

En réalité, ces deux processus peuvent se rencontrer côte à côte sur une même préparation. Dans l'une de nos observations (Nowotny) (3), les coupes ont montré la présence de boyaux épithéliaux au niveau d'un point nettement dékératinisé, et, de plus, celle de globes cornés en voie de dégénérescence, en pleine couche cornée.

Si l'épithélioma peut être considéré comme le stade ultime de l'évolution de la leucoplasie, il n'en est pas cependant l'aboutissant fatal.

Sur 331 faits de leucoplasie bucco-linguale ou urinaire réunis par Perrin, la dégénérescence s'est produite 108 fois, ce qui donne une moyenne de 30 pour 100 environ.

Cette statistique serait à faire pour la leucoplasie du larynx ; elle est difficile à établir, car c'est là un siège rare du processus, et par cela même le nombre des obser-

(1) Stanziale, *Giorn. Ital. delle mal. ven.*, décembre 1894.
(2) Pichevin et Pettit, Congrès de Genève 1896.
(3) Nowotny, *loc. cit.*

vations est restreint. De plus, la leucoplasie laryngée évolue très lentement, et les malades échappent le plus souvent à une observation suivie.

Les difficultés de l'examen histologique viennent s'ajouter aux précédentes pour rendre ce travail encore plus malaisé.

Pour être fructueuses, les coupes doivent être assez volumineuses ; elles doivent être pratiquées à la limite des lésions et être suffisamment profondes et bien orientées, toutes conditions faciles à réaliser dans une région accessible, au niveau de la langue par exemple, mais difficiles à remplir dans le larynx, où le champ opératoire est nécessairement restreint et peu accessible.

Nous n'avons pas sur la fréquence de la transformation épithéliomateuse de la leucoplasie laryngée d'expérience personnelle, aussi nous contenterons-nous de signaler que M. Schmidt l'a constatée une fois sur six faits de « papillomes cornés ».

Nowotny, sur deux cas de « pachydermie verruqueuse » (observation VII), a vu une fois se produire la dégénérescence maligne.

Toute irritation du larynx favorise l'évolution de leucoplasie en cancer.

La fumée, l'alcool, les excès vocaux (M. Schmidt), les fautes d'hygiène, les cautérisations, les prises intempestives, sont autant de conditions favorisantes.

Symptômes. — L'épithélioma ne se développe jamais au niveau des plaques lisses, régulières, mais au contraire sur les lésions dures, épaisses, irrégulières, verruqueuses et végétantes, creusées de sillons, « papillomateuses » en un mot.

L'aspect clinique du larynx a une grande importance,

car c'est souvent le seul élément de diagnostic, l'examen histologique des prises ne donnant pas toujours le résultat que l'on en pourrait espérer.

Il doit néanmoins être toujours pratiqué : lorsque le microscope décèle dans les coupes des boyaux épithéliaux naissant de la couche profonde de l'épithélium et se ramifiant dans l'épaisseur du derme, le doute n'est pas possible; mais si l'on constate seulement (comme il arrive fréquemment) la présence de globes épidermiques, on doit être très circonspect, car on trouve souvent dans les lésions non transformées de volumineux bourgeons arrondis « pouvant simuler des globes épidermiques » (Hallé).

Dans ce cas, seuls les signes cliniques fournis par l'examen laryngoscopique et la palpation peuvent nous renseigner utilement et faire penser à la dégénérescence épithéliomateuse.

Ce sont :

L'aspect papillomateux, diffus, mal délimité, des bourgeons leucoplasiques ;

La présence de bourgeons rouges sanguinolents (muqueuse dékératinisée et ulcérée) ;

L'immobilisation d'une corde (généralement en position intermédiaire) ;

L'immobilisation du larynx par rapport aux tissus voisins (défaut d'ascension constatable pendant la déglutition, disparition du craquement laryngo-trachéal) ;

L'adénopathie qui est toujours tardive et n'apparaît habituellement que lorsque la transformation est un fait accompli.

TRAITEMENT

Le traitement de la leucoplasie laryngée doit avant tout n'être pas systématique.

Chaque cas comporte en effet des indications propres tirées de l'âge du patient, de la forme de la leucoplasie.

Forme circonscrite. — Dans les leucoplasies circonscrites à type rectal, vaginal, préputial, buccal, les auteurs sont actuellement d'accord avec Le Dentu et Perrin pour pratiquer l'exérèse. L'accès facile des régions intéressées permet une ablation large qui met le malade à l'abri de dégénérescences éventuelles.

Ce précepte ne nous semble pas devoir s'étendre d'une façon générale à la plaque de leucoplasie du larynx. Dans certains cas, lorsque la plaque est unique, qu'elle a proliféré abondamment, et sur place, lorsqu'elle est bien circonscrite et très exubérante (papillome leucoplasique), l'ablation peut être tentée.

C'est là un traitement de choix ; pratiquée chez l'un de nos malades (observation II) par le Dr Paul Laurens, elle a donné les résultats les plus satisfaisants, puisque depuis deux ans il ne s'est pas produit de récidive.

Toutefois ce procédé demeure inapplicable lorsque, comme il arrive dans la majorité des cas, on a affaire à une plaque peu volumineuse, lisse, à peine en relief au-dessus de la muqueuse ; il est alors à peu près impossible de la saisir et de l'enlever par les voies naturelles ; d'autre part, la thyrotomie est une intervention trop importante à pratiquer ici, d'autant plus que la plaque de leucoplasie est susceptible de cesser d'évoluer et même de régresser sous l'influence d'un traitement médical approprié.

Le *traitement médical* consiste en premier lieu à soustraire le larynx à toute cause d'irritation ; la fumée de tabac doit être sévèrement proscrite ainsi que l'alcool. Sous peine de voir les plaques se fissurer, on devra interdire tout excès vocal et toute fatigue, l'on évitera avec soin les badigeonnages laryngés pratiqués avec des médicaments irritants, tels que le chlorure de zinc, ou kératinisants, tels que le nitrate d'argent.

A ces prescriptions hygiéniques on adjoindra l'emploi de pulvérisations alcalines.

Le carbonate de potasse, le bicarbonate de soude (15 à 20 gr. pour 1000), peuvent être remplacés par les eaux de Saint-Christau ou de Vichy.

Le malade pratique ces pulvérisations deux fois par jour, matin et soir, avec un appareil à vapeur ou mieux avec un pulvérisateur à cocaïne muni d'un embout laryngien. Le patient arrive rapidement à placer convenablement l'extrémité recourbée du tube au niveau de la base de la langue et à faire lui-même ses pulvérisations (1).

Des badigeonnages locaux peuvent être pratiqués deux fois par semaine au niveau des plaques avec la solution suivante :

Glycérine.	30 gr.
Acide salicylique.	1 gr.

(1) Si l'on emploie le pulvérisateur à vapeur, avoir soin de prescrire la solution bicarbonatée à 30 ‰ ; la pulvérisation étant réalisée dans ce cas par un courant de vapeur, cette dernière, par sa condensation, diluera la solution et abaissera le titre à 15 ‰.

Ces badigeonnages doivent être faits avec modération ; il suffit de toucher les plaques sans chercher à les déterger.

Si le malade se plaint de sécheresse de la gorge, on recourra aux injections d'huile gomménolée au 1/20e

S'il s'agit d'un syphilitique, on peut instituer le traitement mercuriel sous forme d'injections intramusculaires de calomel ; il ne faut pas attendre de ce traitement autre chose qu'un arrêt dans la marche de la lésion ; la plaque de leucoplasie cesse de s'étendre, devient moins rugueuse, moins dure, mais ne régresse jamais complètement ; l'emploi d'iodure de potassium doit être évité, en raison de son action néfaste sur l'évolution des épithéliomas.

Forme diffuse. — Lorsque la leucoplasie est diffuse, la conduite à tenir est plus délicate ; elle diffère selon que les lésions sont transformées ou non.

Dans le premier cas, lorsque l'examen histologique d'une prise a montré la présence de boyaux épithéliaux ou celle de globes épidermiques transformés, il y a lieu de pratiquer une excision large de toute la muqueuse altérée et la thyrotomie est l'opération de choix ; bien réglée aujourd'hui, elle ne présente pas de danger réel pour le patient ; les suites opératoires semblent devoir en être favorables, si l'on se souvient d'une part que le cancer du larynx n'est pas sujet aux métastases, qu'il reste bien localisé, de l'autre que l'épithélioma leucoplasique est moins grave, qu'il a moins de tendance à récidiver que l'épithélioma vulgaire (Le Dentu) (1).

L'intervention, dont l'indication n'est pas discutable lorsqu'il s'agit d'un sujet relativement jeune et vigoureux,

(1) Le Dentu, *loc. cit.*

nous semble inutile lorsque le patient a dépassé la soixantaine : la marche souvent peu rapide du cancer du larynx, la bénignité relative de l'épithélioma leucoplasique, son évolution particulièrement lente, nous font pencher chez ces malades en faveur de l'abstention.

On se contentera alors d'un traitement palliatif : on débarrassera la glotte (le plus rarement possible) des végétations trop volumineuses qui pourraient l'encombrer ; à la suite de quoi la dyspnée diminuera pendant un laps de temps souvent assez long ; si, au contraire, les proliférations se reproduisaient très rapidement et si la dyspnée devenait par trop marquée, on aurait recours à la trachéotomie.

Dans le 2e cas (transformation douteuse), lorsque l'état papillomateux du larynx ne s'accompagne pas des signes histologiques de la dégénérescence maligne, on est en droit de se demander s'il vaut mieux pratiquer tout de suite l'exérèse (thyrotomie) ou au contraire attendre que la dégénérescence soit constatée au microscope.

En faveur de l'intervention immédiate, nous trouvons : l'ignorance où nous sommes actuellement de savoir reconnaître les leucoplasies bénignes des épithéliomas à leur période leucoplasique, et le bon pronostic que l'on serait en droit de porter sur les suites de l'opération ; celle-ci, large et bien conduite, aurait toutes chances de prévenir la dégénérescence.

En revanche, même à cette période « papillomateuse » de la leucoplasie, la transformation maligne n'est qu'un fait éventuel.

Cette considération, jointe à celles que nous avons exposées précédemment (évolution spéciale de l'épithélioma leucoplasique, absence d'adénite au début, etc.), nous fait pencher en faveur de l'abstention : le malade doit être tenu dans une observation constante ; des prises espacées de deux ou trois mois seront régulièrement examinées, et l'on interviendra aussitôt que l'on aura constaté anatomiquement dans les coupes les éléments d'un épithélioma.

CONCLUSIONS

L'irritation chronique causée par les laryngites antérieures, les abus vocaux, l'alcool, et surtout par la fumée de tabac, s'accompagnant ou non de syphilis, peut provoquer dans le larynx une transformation épithéliale de la muqueuse.

Le revêtement épithélial pavimenteux stratifié que l'on trouve dans le larynx au niveau des cordes vocales, des replis aryténo-épiglottiques et de la partie moyenne de l'épiglotte, peut se transformer en revêtement corné (kératose), qui peut atteindre une épaisseur considérable (hyperkératose).

Cette transformation de l'épithélium peut s'accompagner de sclérose dermique, de prolifération papillaire et de présence d'éléidine.

Ces lésions, semblables anatomiquement à celles qui ont été décrites au niveau des différentes muqueuses (bouche, urèthre, vagin, rectum, etc.) sous le nom de leucoplasie, constituent anatomiquement la *leucoplasie laryngée.*

Cliniquement la *leucoplasie laryngée* affecte tous les caractères (dureté, aspect blanc nacré) de la leucoplasie des autres muqueuses.

La *leucoplasie laryngée* peut se manifester sous deux formes, circonscrite ou diffuse ; celle-ci faisant suite habituellement à la précédente.

La leucoplasie a été décrite dans le larynx sous le nom de : *kératose circonscrite*, *cornu laryngeum*, *verruca dura*, etc.

L'évolution de la *leucoplasie laryngée* est extrêmement lente.

La *leucoplasie laryngée* peut dégénérer en épithélioma.

Le traitement médical s'applique aux lésions non dégénérées.

L'intervention chirurgicale s'adresse à la leucoplasie transformée en épithélioma.

OBSERVATIONS

OBSERVATION I

(M. LE Dr LERMOYEZ)

Leucoplasie circonscrite de la corde vocale gauche.

M. B., âgé de 46 ans, vient consulter en juin 1900, pour un enrouement qui dure depuis un an et demi. Le malade jouit d'une bonne santé apparente. Il n'a jamais contracté de syphilis. Il est grand fumeur.

Etat actuel. — Depuis trois mois la voix, qui était déjà enrouée précédemment, est devenue plus rauque.

EXAMEN.

Bouche. — On trouve une plaque de leucoplasie lisse et régulière au niveau de la commissure labiale droite.

La langue présente de plus des sillons et des cicatrices sans caractères bien distincts.

Larynx. — L'épiglotte et ses replis sont normaux ; l'espace interaryténoïdien est sain ; il ne présente pas de pachydermie.

Les deux cordes vocales sont un peu rouges dans leur ensemble.

La corde gauche présente dans son tiers antérieur une tumeur sessile, plate, ovalaire, peu en relief au-dessus de la muqueuse de la corde, mais dépassant cette dernière du côté de son bord libre ; la tumeur est du volume d'une grosse lentille.

Sa couleur est d'un *blanc éclatant* ; sa surface est nettement villeuse, sa consistance manifestement cornée.

Au pourtour de la tumeur, la corde vocale est légèrement infiltrée et un peu épaissie. Les deux cordes sont parfaitement mobiles.

REMARQUES.

La plaque laryngée est en tous points semblable comme couleur et comme consistance à la plaque de leucoplasie commissurale.

L'aspect de la tumeur correspond à la planche VI, fig. 6, de l'atlas de Krieg (*verruca dura*).

OBSERVATION II

(M. LE Dr PAUL LAURENS)

Leucoplasie circonscrite (corde vocale gauche).

M. K., 54 ans, vient consulter pour la première fois à Saint-Antoine en août 1905 pour un enrouement rebelle.

On ne trouve rien à noter dans ses antécédents, pas de syphilis. En revanche, il est grand fumeur de cigarettes et buveur.

Le malade se plaint d'enrouement qui est survenu pour la première fois il y a quatre ans. Depuis cette époque, la voix est redevenue bonne à plusieurs reprises différentes.

Depuis l'année dernière, elle est constamment rauque ; cette raucité augmente progressivement et depuis deux mois l'aphonie est presque complète.

Le malade accuse de plus, et spontanément, une gêne respiratoire survenant par accès, de préférence la nuit.

EXAMEN (août 05).

L'épiglotte, les replis ary-épiglottiques et tout le vestibule sont très rouges ; au niveau de la commissure antérieure de la glotte, on aperçoit une tumeur du volume d'une noisette. Elle empiète sur la corde vocale gauche jusqu'au niveau de sa partie moyenne, et s'étend même au-dessous des cordes vocales dans la sous-glotte.

La tumeur est dans son ensemble bien limitée ; elle est sessile et largement implantée. — La surface en est irrégulière, bourgeonnante (papillome leucoplasique) ; la couleur en est d'un blanc caractéristique.

La muqueuse environnante et la corde droite sont rouges.

La corde vocale gauche qui la supporte est moins mobile que la droite.

Ce défaut de mobilité est dû à l'obstacle créé par la tumeur et non à la propagation du processus aux couches profondes, comme le fait s'observe dans le cancer ; le larynx se mobilise bien sur les parties molles voisines.

La pression ne détermine aucune douleur et la palpation la plus attentive ne fait découvrir aucun ganglion.

L'état général est satisfaisant.

On pratique une prise à la pince coupante ; cette masse se laisse entamer facilement et la surface de section est blanche, sèche, non saignante.

Le fragment prélevé est examiné histologiquement.

Trois autres prises sont pratiquées successivement et le larynx est débarrassé.

Ensuite on pratique un certain nombre de badigeonnages (glycérine salicylée 1/50e).

La tumeur ne se reforme pas.

Le 18 novembre 1907, le larynx présente un aspect presque normal ; il n'y a pas traces de bourgeonnement ; les cordes sont seulement rouges et dépolies, serratiques sur leur bord libre et très épaisses. Elles se mobilisent bien.

Subjectivement la voix est encore un peu enrouée, mais bien timbrée, et le malade n'éprouve aucune gêne fonctionnelle.

OBSERVATION III

(PERSONNELLE)

Leucoplasie circonscrite (repli ary-épiglottique).

M. de A., 38 ans, de santé robuste, présente dans ses antécédents une syphilis contractée en 1896 ; il a été soigné régulièrement (huile grise, iodure de potassium) depuis cette époque pendant 5 années ; actuellement encore il est sous la surveillance de son médecin.

Le malade, qui vient consulter pour un enrouement datant de un mois, nous apprend qu'il est grand fumeur (un paquet de tabac tous les jours dans la pipe, et de nombreuses cigarettes) ; il a de plus l'habitude de boire tous les jours de l'alcool ; il est en outre chasseur et sonne fréquemment de la trompe.

EXAMEN (mars 1908).

L'examen de la bouche nous montre la présence de nombreuses plaques leucoplasiques situées sur la langue, sur la paroi interne des deux joues et au niveau des deux commissures labiales.

Sur la paroi interne de la joue droite on constate un papillome leucoplasique bien circonscrit gros comme un petit pois, dont la surface a tendance à desquamer.

Larynx. — L'épiglotte est rouge, épaisse, tombante, laissant difficilement apercevoir les cordes vocales.

Le repli ary-épiglottique gauche, qui est rouge dans son ensemble, et un peu plus épais que celui de droite, présente au niveau de sa partie supérieure une petite plaque blanche, nacrée, lisse, régulière, occupant la moitié de la largeur du repli et longue de cinq millimètres environ ; en tous points semblable à celles que l'on constate au niveau des deux commissures buccales.

Au pourtour de la plaque la muqueuse du repli est très rouge et comme un peu infiltrée. Elle forme autour de la plaque une sorte de bourrelet, ce qui fait paraître la plaque comme creusée dans le repli.

Cette lésion ressemble à une plaque muqueuse de grandes dimensions ; toutefois l'ancienneté de la syphilis fait rejeter cette hypothèse.

Touchée au stylet, la plaque est dure ; il est impossible de la déterger avec un porte-coton.

Le repli ary-épiglottique droit est sain.

Les deux bandes ventriculaires sont rouges, épaisses, masquant en grande partie les deux cordes vocales ; celles-ci sont rouges et dépolies, recouvertes de mucosités.

Subjectivement, à part l'enrouement, le malade se plaint d'une certaine gêne de la déglutition.

Mettant de côté la laryngite aiguë banale, guérie actuellement, que ce malade avait contractée au cours d'un rhume, nous portons le diagnostic de plaque leucoplasique du repli ary-épiglottique gauche et nous recommandons au malade d'observer le traitement suivant :

Pulvérisations avec solution de bicarbonate de soude (solution à 15‰) faites 3 fois par jour avec un pulvérisateur à cocaïne.

Gargarismes et bains de bouche avec la même solution.

Nous faisons de plus un attouchement des plaques leucoplasiques et en particulier de la plaque laryngée avec une solution de glycérine salicylée au 1/50.

Revu deux fois depuis, voici ce que l'on constate :

12 *mai* 1908. Le malade a complètement cessé de fumer depuis deux mois.

Les plaques commissurales ont totalement disparu des deux côtés ; le papillome jugal subsiste.

Sur la langue les plaques ont diminué d'étendue et sont moins dures.

La plaque laryngée est manifestement en voie de régression ;

elle est beaucoup moins dure et le bourrelet qui la circonscrivait a complètement disparu.

29 *mai* 1908. La voix est normale ; le malade n'a plus aucune gêne à la déglutition.

L'épiglotte est encore rouge et épaisse, mais la plaque de leucoplasie du repli ary-épiglottique gauche a disparu.

On trouve seulement au niveau du point où elle a été constatée un épaississement du repli qui est rouge et un peu dur.

Les 2 bandes ventriculaires sont encore un peu trop volumineuses ; mais les cordes sont blanches, quoique toujours dépolies.

REMARQUE.

Il s'agit là d'un cas de leucoplasie circonscrite d'un repli aryténo-épiglottique, secondaire vraisemblablement à la leucoplasie buccale et ne présentant pas de rapport avec la laryngite banale pour laquelle le malade était venu consulter.

OBSERVATION IV

(M. LE Dr LERMOYEZ)

Leucoplasie diffuse (cordes vocales).

M. Fr., 57 ans, vient consulter en 1906 pour un enrouement. Le patient jouit d'une excellente santé, quoiqu'il soit rhumatisant avéré.

Il n'est pas syphilitique ; mais c'est un grand fumeur (vingt cigarettes et plus, tous les jours, depuis l'âge de 18 ans).

Voici l'histoire de ce malade :

En 1904, au retour d'une excursion, il est pris d'un enrouement subit, puis devient complètement aphone.

Cette aphonie persiste 5 à 6 mois et est remplacée par une dysphonie, qui dure encore actuellement.

Il a été traité par des badigeonnages laryngés faits avec du chlorure de zinc et du nitrate d'argent.

Etat actuel (31 *mars* 1906). Rien au cavum ni aux fosses nasales.

Larynx. — L'épiglotte est normale ainsi que les ventricules ; seules les cordes sont malades.

Les cordes vocales sont toutes les deux bien mobiles.

Dans leur moitié antérieure elles sont rouges granuleuses, « comme papillomateuses » ; elles présentent symétriquement *des plaques d'un blanc éclatant.*

Ces plaques occupent la face supérieure des cordes, elles sont un peu en relief au-dessus d'elles et dépassent leur bord libre.

Le contour des plaques est sinueux ; leur consistance dure.

Le diagnostic de leucoplasie est porté ; et je préconise des attouchements à la glycérine salicylée à 1 0/0 puis au 1/50, ainsi que des pulvérisations quotidiennes avec de l'eau de Saint-Christau.

24 *novembre* 1906. Le traitement n'a pu être suivi en province que très irrégulièrement ; après chaque badigeonnage le malade se sent mieux ; actuellement il est encore enroué, mais l'entourage a constaté une amélioration de la voix.

L'état papillomateux constaté il y a huit mois est moins accentué, mais les deux cordes sont rosées dans toute leur étendue ; le bord de la corde droite est devenu serratique ; de ce côté, des plaques leucoplasiques sont plus étendues.

25 *mai* 1907. Le traitement a été suivi régulièrement pendant tout l'hiver. (Pulvérisations avec du bicarbonate de soude en solution isotonique à 15/00, un badigeonnage hebdomadaire avec de la glycérine salicylée.)

L'amélioration est très notable : diminution de l'exubérance des plaques, qui sont moins rugueuses et manifestement en voie de régression.

La voix est plus sonore et plus claire, le malade se fait comprendre facilement (auparavant, seules les personnes de l'entourage parvenaient à le comprendre).

REMARQUE.

Le malade, appelé d'urgence en province, ne put revenir faire faire une prise destinée à l'examen histologique.

OBSERVATION V

(M. LE Dr PAUL LAURENS)

Leucoplasie diffuse (cordes vocales).

Homme de 47 ans (soigné par M. le Dr Lermoyez depuis juillet 1901) ne présentant pas de syphilis antérieure, mais fumeur (40 cigarettes par jour et plusieurs pipes) et buveur.

Le malade raconte que sa voix est rauque depuis longtemps ; cette raucité a augmenté pendant cette année (1900) ; il éprouve de la dyspnée, surtout pendant la nuit.

Depuis quelques mois a maigri et accuse, en plus d'une sensation de gêne au niveau du larynx, une certaine douleur dans l'oreille droite.

Il ne présente pas d'adénite.

EXAMEN.

L'épiglotte, la région aryténoïdienne, les replis ary-épiglottiques, sont sains, mais il existe sur la corde vocale droite une masse de la grosseur d'un haricot.

Elle occupe les deux tiers antérieurs de la corde ; elle est bosselée, de couleur rose pâle et paraît s'attacher par un long pédicule dans le ventricule de Morgagni droit.

Les aryténoïdes sont mobiles, mais la corde vocale droite est immobilisée par la tumeur.

M le Dr Lermoyez enlève à la pince de Ruault toute la partie de la tumeur qui fait saillie dans la glotte. — La surface de section est blanchâtre et ne saigne pas. Les fragments extirpés ont un aspect lardacé et sont rénitents.

L'examen histologique pratiqué à cette époque (Dr Coyne) montre :

Un épithélium normal ainsi que le derme; profondément on rencontre :

D'une part, une quantité de vaisseaux adultes de nouvelle formation ;

D'autre part, de nombreuses cellules embryonnaires.

Il est impossible de savoir si l'on a affaire à un polype avec lésions inflammatoires ou à un sarcome.

L'idée de cancer est vite écartée ; mais comme le malade présente quelques troubles pulmonaires et qu'il a beaucoup maigri, on pense à de la bacillose et on lui fait suivre un traitement approprié.

L'inefficacité absolue du traitement, l'examen répété des crachats, toujours négatif, font également écarter ce diagnostic.

1902. L'état général est meilleur, mais le malade continue à fumer, et n'observe pas la diète vocale qui lui a été imposée.

Les lésions laryngées ont évolué et se précèdent.

La corde droite présente une plaque épaisse d'un blanc éclatant qui se détache bien sur la muqueuse environnante, qui est d'un rouge vif.

On observe d'autre part au niveau des commissures buccales des plaques leucoplasiques.

On pratique alors dans le larynx des insufflations d'acide acétique cristallisé, mais la leucoplasie progresse.

1904. On assiste à l'invasion du bord libre de la corde vocale opposée ; la corde vocale gauche présente sur sa face supérieure une sorte de crête de coq. De ce côté existe aussi un certain degré d'éversion ventriculaire.

1905. Les deux cordes sont recouvertes de néo-formations blanches, nacrées, bourgeonnantes, en choux-fleur.

1906. La plaque de leucoplasie droite (la première apparue) a considérablement grossi. Elle forme une tumeur bosselée, irrégulière, blanche, qui encombre la moitié droite du larynx.

La corde vocale gauche présente également une plaque de leucoplasie du volume d'une lentille ; elle est irrégulière, mais assez lisse, insérée dans le quart antérieur de la corde.

La saillie myxomateuse du côté gauche ne s'est pas modifiée.

M. le Dr Lermoyez veut bien alors me confier les soins de ce malade.

Comme la dyspnée s'accroît, je débarrasse le larynx à la pince coupante et à la curette. La tumeur se laisse entamer facilement ; et je procède à des applications d'un collutoire salicylé à 1/50e que je renouvelle tous les huit jours.

Le bourgeonnement se reproduit rapidement. Deux mois après l'intervention, les néoplasies, ont repris leur volume et leur aspect précédent.

La dyspnée a reparu de nouveau et je pratique une nouvelle ablation à la curette.

Depuis cette époque, je suis obligé de débarrasser de temps en temps la glotte de ce malade.

L'état général est bon et il n'y a pas d'adénopathie.

EXAMEN HISTOLOGIQUE (M. le Dr Aubertin).

Les lésions sont de même ordre au niveau de la corde droite et de la corde gauche.

Macroscopiquement la plus atteinde est la corde droite ; cependant les lésions sont beaucoup plus marquées au niveau de la corde gauche, à tel point que la présence de globes cornés peut faire penser tout d'abord à un épithélioma.

Corde gauche. A un faible grossissement on voit une hyperplasie considérable de l'épithélium pavimenteux qui pousse des prolongements irréguliers dans la profondeur du derme, sans saillies papillomateuses, avec un revêtement corné à peu près continu, sans ulcération et avec un certain nombre de globes cornés typiques.

La prolifération épithéliale frappe par l'irrégularité des îlots qui se rejoignent comme dans un épithélioma.

La couche basale est formée par une rangée de cellules cylindriques ou à peu près, mais de taille assez irrégulière ; pas de caryocinèse ; la membrane basale est intacte.

La couche moyenne est constituée par des cellules malpighiennes polygonales avec filaments d'union ; un grand nombre d'entre elles sont en dégénérescence vacuolaire et à protoplasme clair ; leurs noyaux sont soit normaux, soit ballonnés et clairs, soit pyctotiques ; pas de caryocinèse ; il nous a été impossible de trouver de l'éléidine.

La couche cornée est d'épaisseur assez variable, mais en certains points considérable. Elle est composée surtout de cellules kératinisées, mais dont le noyau est encore visible ; toutefois en plusieurs points les noyaux sont impossibles à mettre en évidence par les techniques courantes, de sorte que la ressemblance avec la couche cornée de la peau est complète.

Cette couche est infiltrée de nombreux leucocytes polynucléaires et de microbes.

Enfin on trouve en certains points (dans la profondeur) des globes cornés caractéristiques assez volumineux.

Le tissu conjonctif n'est pas sclérosé ; il est très riche en cellules (cellules rondes banales, plasmazellen, quelques polynucléaires, pas d'éosinophiles), et parcouru par des capillaires dilatés.

Corde droite. — C'est le même processus, mais les végétations épithéliales sont moins exubérantes, moins irrégulières et pénètrent moins profondément dans le derme, qui, de ce fait, semble plus abondant.

Au demeurant, même évolution générale, même absence d'éléidine, même formation de couche cornée qui est ici encore plus épaisse et contient encore moins de noyaux, et qui rappelle absolument le *stratum disjunctum* de la peau.

Seulement pas de globes cornés, ce qui est sans doute dû à la moindre exubérance de la prolifération épithéliale.

Le tissu conjonctif est plus riche en cellules et particulièrement en plasmazellen ; les vaisseaux y sont moins abondants et moins dilatés.

En résumé :

Malgré l'absence d'éléidine on peut, étant données la présence et l'épaisseur de la couche cornée, porter le diagnostic de leucoplasie, si on admet, avec de nombreux auteurs, que l'évolution cornée d'une muqueuse suffit à caractériser cette lésion.

Un second point est celui de savoir si sur la corde gauche cette leucoplasie n'est pas déjà transformée en cancer; nous ne pouvons l'affirmer, malgré la présence de globes épidermiques, puisque de telles productions peuvent se rencontrer dans les leucoplasies et dans les papillomatoses.

Quant à l'exubérance des végétations, elle peut tenir en partie à l'obliquité de la coupe.

OBSERVATION VI (1)

(M. LE Dr CHORONSHITZKY (Varsovie)

Leucoplasie diffuse (cordes vocales).

M. L. M., capitaine de cavalerie russe, se présente, le 1er octobre 1902, à ma consultation. De constitution robuste, le patient se plaint seulement d'un enrouement qui dure depuis trois ans environ.

Dans les premiers temps il cessait après le repos et lorsque le malade fumait moins et ne buvait pas.

Depuis un an, l'enrouement n'a jamais diminué.

On trouve de plus dans les antécédents du malade une syphilis contractée à l'âge de dix-huit ans qui fut soignée par le traitement habituel.

(1) Cette observation est publiée sous le titre *cornu laryngeum*.

EXAMEN.

A l'examen laryngoscopique on trouve une épiglotte tombante. Malgré cela je puis voir dès le premier examen une tumeur du volume d'une noisette de couleur blanche, d'aspect verruqueux, siégeant sur la partie moyenne de la corde vocale gauche et qui semble sortir du ventricule de Morgagni de ce côté.

Cette tumeur, plus haute que large, grâce à ses verrucosités donnait l'impression d'une tumeur épidermique. — En son centre on trouvait deux verrues plus grosses que les autres.

L'aspect de la tumeur me rappela la lésion décrite par Jurasz (1) sous le nom de *cornu laryngeum*, d'autant plus que je pus constater au stylet la dureté des excroissances entrevues.

Le patient partit après avoir accepté une intervention qui fut remise à trois jours de là.

La tumeur fut alors enlevée ; je la sectionnai à sa base au moyen d'une anse chaude et l'hémorragie consécutive fut insignifiante.

Au bout de quelques jours, la voix devint plus claire.

Trois semaines après, le patient était complètement guéri ; selon ses anciennes habitudes, il se remit à boire et à fumer.

Examen macroscopique. — La tumeur présentait 10 millimètres de large et 8 millimètres de hauteur. Elle était arrondie, sa consistance cornée. Sa couleur était beaucoup plus blanche encore qu'elle n'avait semblé l'être à l'examen.

Sa ressemblance avec une production épidermique s'affirma davantage après l'ablation.

Les bords de la tumeur étaient surélevés, verruqueux, tandis que le centre en était relativement lisse.

Les verrucosités les plus élevées mesuraient 4 à 7 millimètres. La base de la tumeur était de consistance molle et de couleur rouge. Son épaisseur était inégale ; en certains points

(1) Jurasz, in *Berliner Klin. Woch.*, année 1886, n° 5.

elle mesurait plusieurs millimètres, en d'autres elle était d'une épaisseur presque nulle (comme un cheveu).

Sur un côté cette base faisait complètement défaut et les verrucosités constituaient la totalité de la tumeur. Je me suis demandé, pour cette raison, si je l'avais bien enlevée en entier.

Examen microscopique. — Les coupes que nous avons pratiquées furent colorées au « Borax Carmin » et incluses à la paraffine. Elles étaient parallèles à la surface de section.

Nous ferons notre description en allant de la profondeur vers la surface.

1) *Derme.* — Toute la tumeur repose sur une épaisse couche de derme. Il présente des cellules étoilées dont les prolongements les relient les unes aux autres. La texture de cette couche est très lâche. Çà et là on trouve des papilles autour desquelles on voit des cellules endothéliales fusiformes ; les petits vaisseaux y sont nombreux, mais il est rare d'en trouver dont l'endothélium soit intact ; on trouve également de plus grands vaisseaux situés à limite du derme et de l'épithélium. Leur coupe semble parallèle à la surface des verrucosités

2) *Riffzellenschift* (couche de cellules en pointes). — Cette couche forme une grande partie de la tumeur proprement dite. Son épaisseur n'est pas la même en tous les points ; en certains endroits elle constitue le cinquième de la totalité de la tumeur ; en d'autres elle est beaucoup plus mince. Les cellules les plus superficielles de cette couche sont polygonales et réunies par des ponts intercellulaires. Çà et là on trouve des papilles ; la partie supérieure de la tumeur n'en présente pas.

Considérées séparément, les cellules de cette couche sont rondes, leur noyau se laisse bien colorer ainsi que le protoplasme.

Les cellules supérieures de cette couche présentent un protoplasme granuleux et renferment de l'éléidine.

3) La couche suivante, dont la composition répond au *stratum granulosum* des épidermes, est composée de cellules à protoplasme finement granuleux ; elles contiennent de grandes quantités d'éléidine ; çà et là on trouve aussi des ponts intercellulaires.

4) *Stratum lucidum.* — Cette couche est semblable à la couche du même nom des épidermes. Le processus corné est ici plus avancé. Les cellules sont plates, lamellaires ; les cellules les plus profondes possèdent un noyau ; les cellules les plus superficielles se colorent d'une façon intense et leur structure est méconnaissable.

Cette couche est très claire et son aspect brillant est dû à la présence de corpuscules allongés ; ces granulations semblent être les vestiges de l'éléidine que l'on trouvait dans les grains de la couche précédente.

Ces granulations se laissent assez bien colorer.

Les coupes ont été colorées avec la solution de « Borax Carmin » et acide picrique : le *stratum lucidum* apparaît comme plus ou moins coloré en jaune ; le *stratum corneum* (couche plus superficielle) est coloré en rouge, sauf en de nombreux points qui ont une coloration jaune.

Avant de passer à l'étude de la couche cornée, nous ferons encore remarquer qu'entre le *stratum corneum* et le *stratum lucidum* se trouvaient de petites granulations très homogènes, tranchant par leur couleur rouge sur la teinte uniformément jaune du *stratum lucidum* (éléidine non transformée encore en kéatine) ; il en existait d'autres dans les verrucosités de la couche cornée ; quelques-unes avaient des dimensions assez considérables.

5) *Stratum corneum.* — Il est composé de lamelles qui ont tendance à desquamer. Les noyaux des cellules sont invisibles, tout au moins au centre de la tumeur, car à la périphérie ils sont encore reconnaissables.

Entre les verrucosités de la couche superficielle se trouvent de nombreuses fissures.

OBSERVATION VI

(M. LE Dr F. NOWOTNY) (1)

Leucoplasie diffuse (2) (cordes vocales).

Homme de 58 ans. Enroué depuis deux ans, examiné l'année précédente par un confrère qui porta le diagnostic de papillome du larynx. Depuis un mois dyspnée toujours croissante.

Etat actuel. — L'examen du larynx fait découvrir sur la corde vocale gauche une tumeur du volume d'une noix qui obture presque toute la lumière glottique et laisse seulement en arrière un espace libre linéaire.

La tumeur est blanche comme de la craie ; sa surface est villeuse ; elle recouvre toute la corde vocale gauche et repousse en dehors la bande ventriculaire de ce côté.

La corde vocale droite est un peu rouge et enflammée.

Le diagnostic de papillome avec épaississement de la couche épithéliale (pachydermie) fut porté ; toutefois on fit des restrictions au sujet de la transformation cancéreuse.

On proposa au malade la laryngo-fissure, qu'il refusa.

Le professeur Pieniazek fit seulement, à différentes reprises, des prises de sûreté à la pince, grâce auxquelles la respiration fut facilitée.

Il enleva en deux nouvelles séances ce qui restait de la tumeur ; l'aspect du larynx fut alors le suivant :

La bande ventriculaire gauche qui, précédemment, était repoussée en dehors, est revenue en position normale. La corde vocale de ce côté est épaissie dans son ensemble. Elle est recouverte par places de vestiges de la tumeur. Sa mobilité

(1) Nowotny, *loc. cit.*

(2) Cette observation et la suivante sont publiées sous le titre de pachydermie verruqueuse.

est à peu près normale ; par contre, les deux cordes ne joignent pas suffisamment et la voix est encore enrouée.

Le malade quitte alors la clinique.

EXAMEN HISTOLOGIQUE.

La partie la plus superficielle de la tumeur est constituée par plusieurs couches superposées où se trouvaient des excroissances caractéristiques, *couleur de craie*, dont la pointe est libre.

Au microscope, la constitution est la même que celle de l'*ichtyosis hystrix*.

Les coupes colorées par les méthodes habituelles montrent que les verrucosités décrites plus haut sont enflammées : on y trouve des cellules cornées dont le protoplasme est uniformément coloré. Leurs noyaux sont en partie détruits ou manquent totalement par places.

Plus profondément les cellules perdent leur aspect allongé ; leurs noyaux sont un peu mieux conservés que dans les couches supérieures ; mais là aussi on trouve une concentration remarquable du protoplasme. — Les cellules les plus profondes de la couche cornée sont d'une transparence caractéristique (*stratum lucidum*).

Au-dessous de cette couche on en trouve une autre, épaisse, et bien conservée, constituée par des cellules non cornées.

Les cellules les plus profondes sont polyédriques ; les plus superficielles ont un protoplasme contenant d'assez grandes quantités de kérato-hyaline (éléidine).

Le derme est infiltré et contient de petites papilles.

OBSERVATION VII

(M. LE Dr NOWOTNY)

Leucoplasie diffuse (cordes vocales).

J., 44 ans. Le patient est enroué depuis 20 ans. Dyspnée depuis quelque temps.

Etat actuel (25 *octobre* 1902). — Emphysème pulmonaire et bronchite catarrhale.

Larynx. — La partie supérieure du larynx est normale, mais la glotte est obturée par une tumeur grosse comme une noisette. La surface en est couverte de verrues, dont quelques-unes sont épaisses et villeuses, d'autres seulement épaisses.

La tumeur est dans son ensemble *blanche comme de la craie*; à certains endroits elle est rouge avec reflets.

La tumeur occupe toute la glotte ; on trouve du côté droit seulement un petit espace libre.

La bande ventriculaire gauche est repoussée à l'extérieur par la tumeur ; la corde vocale de ce côté n'est pas visible, recouverte qu'elle est par la tumeur. Il en est de même de la bande ventriculaire droite et de la corde vocale de ce côté, dont la partie postérieure seule est visible.

La dyspnée est très prononcée ; elle est accrue par les mouvements de déglutition.

Le diagnostic porté est : tumeur papillomateuse avec épaississement épithélial (pachydermie laryngée).

Après trachéotomie, l'examen du larynx pratiqué par l'orifice trachéal au moyen du miroir de Czermak montre que la surface inférieure de la tumeur ressemble à la supérieure ; les verrucosités sont cependant plus grosses.

Six jours après l'opération j'enlève par la voie endo-laryngée la plus grosse partie de la tumeur, et en trois autres séances je débarrasse complètement le larynx.

Après quoi on trouve encore quelques masses blanches dans les ventricules.

8 *novembre* 1902. — J'arrache par voie trachéale ces masses blanches et je curette les granulations qui ont envahi l'orifice trachéal. Le malade est décanulé.

26 *décembre*. Il se déclare un œdème aigu du repli ary-épiglottique droit qui augmente et se généralise si rapidement que l'on est obligé de replacer la canule dans l'orifice trachéal toujours encombré de bourgeons.

Deux jours après, écoulement de pus par la canule.

Au bout de quinze jours l'œdème a presque complètement disparu ; il subsiste encore un peu au niveau des aryténoïdes et des bandes ventriculaire. Sur la bande ventriculaire gauche on constate de nouvelles productions blanches.

23 *janvier* 1902. — Laryngo-fissure (prof. Pieniazek).

Les deux cordes vocales et les deux bandes ventriculaires sont enlevées, ainsi que la muqueuse sous-glottique malade et la partie supérieure de l'aryténoïde gauche.

Au niveau de la partie gauche du cricoïde, on constate que la couche cornée présente une solution de continuité grande comme un haricot. A cette place on trouve une masse caséeuse ; la muqueuse est excoriée et le cartilage cricoïde perforé dans toute son épaisseur.

Sur les bords de la perforation se voient des granulations blafardes.

Un tampon est laissé en place.

Le lendemain l'inflammation s'étend à tout le vestibule laryngé, mais elle se dissipe en trois jours.

Le malade, revu plusieurs fois depuis un an, ne présente pas traces de récidive.

EXAMEN HISTOLOGIQUE.

La composition de la tumeur est semblable à celle de *ichtyosis hystrix*. Le derme présente une dégénérescence myxomateuse.

Un second examen pratiqué sur les coupes provenant de la base de la tumeur montre la présence de boyaux épithéliaux plongeant dans le derme, et celle de perles épidermiques.

INDEX BIBLIOGRAPHIQUE

Baumgarten. — *Un cas de Kératose laryngée*, in *Pest med. chirurg. Presse* (1904), p. 607.

Benard. — Article *Leucoplasie*, in *Pratique dermatolog.*, t. II, page 999.

Brocq. — *Journal de méd. et chirurg. pratiques* (1894), p. 15.

Cestan. — *Epithélioma leucoplasique de la langue*, in *Arch gén. méd.* (juillet-août 1897).

Cestan et Pettit. — *Epithélioma et leucokératose buccale*, in *Bull. Soc. anat.*, Paris (1897), p. 320 27.

Cisnéros. — *Papillome corné. Laryngotomie. Guérison*, in *Revista clin. de los Hop.* (mai 1890).

Chiari. — *Pachydermie laryngée*, Congrès méd. Rome (1894).

Choronshitzky. — *Ein fall von cornu laryngeum*, in *Arch. f. laryngol.* (1903), p. 174.

Danlos. — *Leucoplasie syphilitique secondaire*, Soc. dermatol. (mars 1898).

Darier. — *Presse méd. Paris* (1903), p. 549.

M. Duval. — *Précis d'histologie* (article : *Epithéliums*).

Debove. — *Pityriasis buccal*, in *Thèse de Paris* (1873).

Cornil et Ranvier. — *Anatomie pathologique* (*muqueuse laryngée*), p. 1131.

Englisch. — *Uber leucoplasia und malakoplasia*, in *Zeitschr. f. urol.* (1907), Bd. I, H. VIII, S. 641.

Fauvel. — *Maladies du larynx.*

Finger. — *Beitrage zum pathol. anat. der blennorrhæ der sexual organe*, in *Arch. f. dermat. und syphilis* (1890), S. 27.

Gaucher et Sergent. — *Anatomie pathol. Nature et traitement de la leucoplasie buccale*, in *Arch. méd. expérimentales et d'anatom. pathol.* (1900), p. 465.

Hallé. — *Ann. génito-urinaires* (juin-juillet 1899).

Heinrich. — *Actynomycose du larynx*, in *Arch. f. laryngol.* (1905), Bd. XVI, H. II, p. 30.

Jacque. — *Thyrotomie pour papillome*, in *Archiv. internat. laryngol.* (1904), p. 368.

Jacquet. — *Pratique de dermatol.* (article *Leucoplasie*).

Jayle. — *Kraurosis vulvæ*, in *Rev. de gyn* (1906), t. X, n° 41, p. 633.

Jobson Horne. — *Diagnostic des excroissances de l'espace interaryténoidien*, in *Rev. hebd. laryngol.* (1905), p. 88.

Juffinger. — *Kératose circonscrite*, in *Wien. Klin. Woch.* (1891), p. 875.

Jurasz. — *Papillomes cornés*, in *Rev. hebd. laryngol.* (1886), p. 628.

Küttner. — *Sur la question de la pachydermie laryngée*, in *Rev. hebd. laryngol.* (1891), p. 31.

Klebs.

Landgraf. — *Pachydermie verruqueuse*, in *Rev. hebd laryngol.* (1893), p. 835.

Laransky. — *Zur Keratohyaline frage*, in *Seitsch. f. heilk.* (1890), Bd. XI, S. 222.

Le Dentu. — *Revue de chirurgie* (décembre 1896).

» Acad. méd. (10 octobre 1899).

Leloir. — Soc. anat. (1883).

» *Arch. physiol.* (1887).

Lermoyez. — *Callosités à siège aryténoidien*, Soc. oto-rhino-laryngol. (8 mai 1903).

Luc. — *Végétations tuberculeuses de l'espace interaryténoïdien*, in *Arch. laryngol.* (1889), p. 13.

Mahu. — *Traitement des épithéliomas ulcérés des voies aériennes supérieures par des badigeonnages d'adrénaline*, Acad. méd. (24 novembre 1903).

Magoudeau. — *Contribution à l'étude de la leukokératose vulvo-vaginale*, Thèse de Paris (1897).

Mantilla. — *Leucoplasie et cancer*, Thèse de Paris (1901).

Ménétrier. — *Le cancer*, in *Traité de méd. et de thérap. Brouardel et Gilbert* (1908).

Moure. — *Leçons sur les maladies du laryux (papillomes)*.

Nicolas. — *Muqueuse laryngée*, in *Trait. de Poirrier.*

Nowotny. — *Pachydermia laryngis*, in *Monatsch. f. Ohren.* (1905), p. 187.

Perrin. — *Les leucoplasies (revue générale)*, in *Marseille médical* (1900), n°s 20 et suivants.

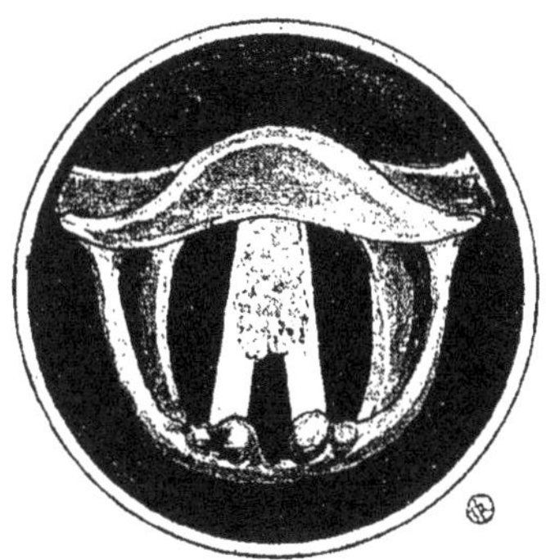

Fig. 1
(schématique)

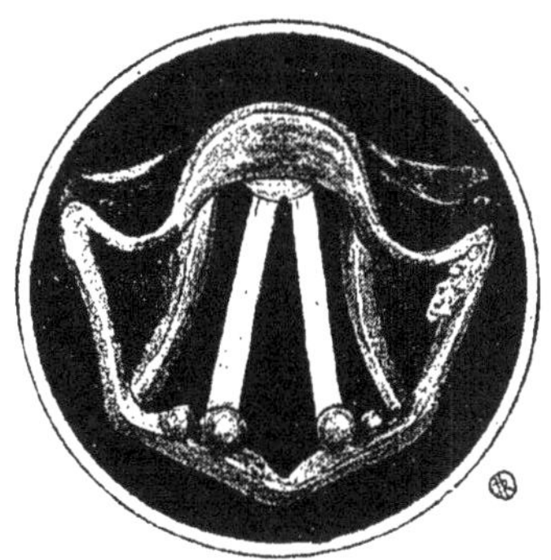

Fig. 2
(demi-schématique)

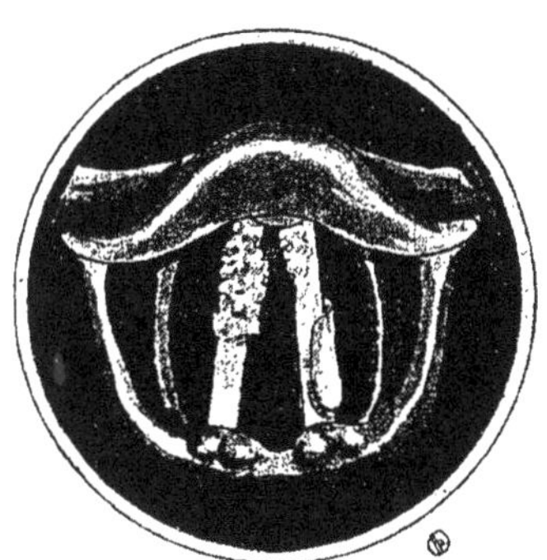

Fig. 3
(demi-schématique)

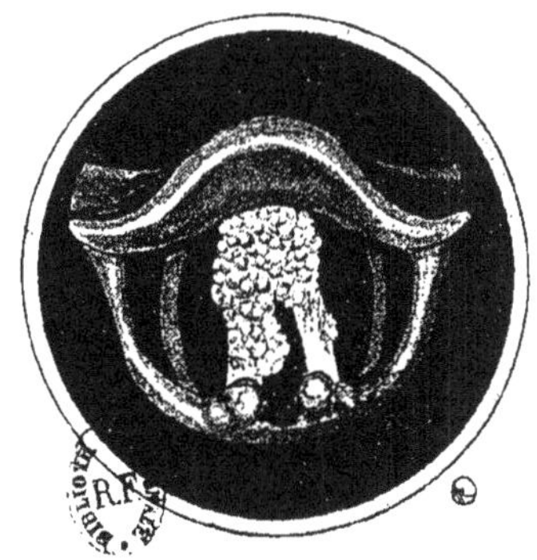

Fig. 4
(demi-schématique)

NOTICE EXPLICATIVE

Figure 1. — Leucoplasie circonscrite de la commissure antérieure (*Observation II*).

Figure 2. — Leucoplasie circonscrite du repli aryténo-épiglottique gauche (*Observation III*).

Figure 3. — Leucoplasie diffuse des deux cordes vocales (*Observation V*).

Figure 4. — Leucoplasie diffuse (*Observation V*). Les lésions leucoplasiques (figure 3) ont progressé.

L'aspect du larynx de ce malade est encore aujourd'hui à peu près semblable à celui figuré dans notre dessin.

Pilliet. — Soc. anat. (1896).

Pichevin et Pettit. — Congrès Genève (1896).

Possner. — *Pachydermia mucosæ*, in *Arch. f. pathol. anat.* (S. 391) (1889), Bd. CXVIII.

Poyet. — *Manuel de laryngologie (Syphilis)*.

Quenu et Hartmann. — *Chirurgie du rectum*, t. I, p. 263 et suivantes.

Rheiner. — *Uber den Ulzerations prozes. zim Kehlkopf*, in *Arch. f. pathol. anat.* (1852), Bd. V, S. 532.

Rosemberg. — *Remarques sur la pachydermie et les tumeurs du larynx*, in *Monatsch. f. Ohr.* (septembre 1903), n° 9.

Rumber. — *Analogie des maladies de la peau avec celles de la muqueuse du laryux*, Thèse de Breslau (1901).

M. Schmidt. — *Die Krankheiten der oberen luftwege* (Pachydermie), (papillomes).

Schiffers. — *Papillomes végétants du larynx*, in *Arch. internat. laryngol.* (1892), p. 97.

Semon. — *Pachydermie du larynx*, in *Rev. hebd. laryngol.* (1893), p. 835.

W. Spencer. — *Des effets du tabac sur la bouche et la langue*, in *Practitioner* (juillet 1905).

Stanziale. — *Giorn. ital. delle malad. vener.* (décembre 1894).

Tissier. — *Étude sur les laryngites chroniques*, in *Ann. mal. oreilles.* (1891), p. 433.

Trifiletti. — *Lésions parasyphilitiques ou post-syphilitiques du larynx*, in *Arch. ital. di laryngol.* (janvier 1900), fasc. I.

Vidal et Leloir. — *Union méd.* (1883).

Virchow. — *Uber pachydermia laryngis*, in *Berlin Klin. Woch.* (1887), Bd XXII, S. 587 (analyse in *Ann. mal. oreilles* (1887), p. 441).

Zwillinger. — *Relations entre la pachydermie laryngée et la leucoplasie buccale*, in *Wien. Klin. Woch.* (1896), p. 133 (analyse in *Ann. mal. oreilles* (1896). p. 270).

Poitiers. — Société française d'Imprimerie et de Librairie.

www.ingramcontent.com/pod-product-compliance
Ingram Content Group UK Ltd.
Pitfield, Milton Keynes, MK11 3LW, UK
UKHW021619260726
13965UKWH00007B/1373

9 782013 071987